大腦就是你的
超能力

輕鬆理解大腦眞相、讓大腦脫胎換骨的十四堂課，
意志力＋思考力＋記憶力全面提升！

Christiane Stenger
克莉思汀安娜・史妲格

張淑惠——譯

LASSEN SIE IHR
HIRN NICHT
UNBEAUFSICHTIGT!

GEBRAUCHSANWEISUNG FÜR IHREN KOPF

獻給

蓋特（Gert）、赫爾格（Helge）和約斯特（Jost）

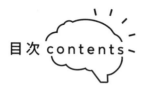

目次 contents

推薦序

大腦加工的生活實踐，真正用腦過生活

洪聰敏 博士
國立臺灣師範大學體育與運動科學系研究講座教授、
美國國家人體運動學院國際終身院士、
《原來大腦可以這樣練》作者

人類的大腦雖然只有一個，但它的運作機制何其複雜，能二十四小時不間斷地操控著我們的生理機能，還要處理各種來自外界的視、聽、味覺等刺激。而思考、學習和決策更是每天一睜開眼就開始的，早上起來要喝咖啡還是果汁、今天的考試或會議的報告我是否都記住了、今天要去拜訪客戶和寄送郵件的路線該怎麼安排才順路、未解決的問題要改用A方案還是B方案……。

大家生活都非常忙碌，許多的待辦事項、許多的突發狀況，都在等著我們用有限的時間去消化和解決，所有事都需要大腦思考、記憶和規劃。個人長期深耕於腦科學領域，在課堂授課及多場演講中也常常跟大家分享，到底該如何才能有效地發揮大腦的功能，不再忘東忘西或常常做出錯誤決定、如何保持動機和改變現況的執行力等，讓我們的生活更順利、更有品質。而這本書與個人的研究和理念相符，書中把大腦與生活、工作相關的時間管理、專注力、壓力處理、決策邏輯，甚至是感官和情緒的覺察，皆用我們日常生活會遇到的案例來說明，讓各位讀者更有共鳴、更容易帶入情境，並在每一章的最後做重點整理及提供練習方法，可說是一本「大腦使用說明書」。例如，作者談到一心多用章節裡有這麼一段：

即便我們認為自己同時在處理多項事物，但實際上，大腦是在工作之間來回切換，因為切換瞬間完成，所以我們會以為是同時進行。……美國鹽湖城（Salt Lake City）猶他大學（Utah-University）心理學系所做的研究證實，邊開車邊講電話的反應能力明顯下降，即使使用免持裝置，相當於血液中有千分之〇．八的酒精含量。

而在章節的後面，給予的相對建議則是：

想要快速完成兩件工作，同時確保工作品質，唯一有效的方法就是依序完成這兩件工作。

我想這本書亦可當做工具書來使用，作者把大家日常會遇到的狀況分述於各特定章節，讓我們可以像查字典或百科全書一樣，輕鬆的找到解決困擾的建議與改善練習方案。

在讀完這本書後，個人認為書中是以大腦「加工」的重要性和方法為概念，所有的成功和良好的改變，都是經由大腦加工而成。舉例來說，手機、電腦等能順暢運作，主要都是依靠晶片來驅動，而晶片是由晶圓柱切片後，經由多道繁複的程序製作，每一片晶圓上都有多個晶片，最後把晶片切割出來放入手機和電腦中，而製作完成的每一個小晶片，價值遠比晶圓柱來得更高。再擴大範圍來說，生活中各種便利工具或是高科技產品的發展，都是從大腦加工開始的；例如，傳統電話有線，講電話時不方便走動，於是幻想要是可以有無線電話就好了，於是從學到的電信相關知識去發想，進而不斷地思考、學習、實驗和改進，最終才能發明（發展）出對世界有貢獻的產品。

大腦加工的另一個重要的結果是「知行合一」。舉例來說，我看了此書，獲得了大腦結構與運作邏輯的知識，書中提供我許多如何變得更聰明、更有效率的記憶、思考和工作

（學習）例子和方法，但最終我還是要靠自己想改變的動機，搭配身體力行地去嘗試和練習，直到我熟練、甚至從中找到或發明一個最適合自己的聰明工作法。大腦的加工能力愈強，且能舉一反三、觸類旁通，做事或學習成功的機率亦相對提高。當然，我們要學的大腦加工，並不只限於知識與技能方面，也包括了態度和情緒。生活中總會有壓力、挫折和各種情緒，我們該如何去排解與應對，又要如何增強我們的意志、自信和成就感，這些作者在書中也提供了不少技巧和練習方法，在此推薦給大家，希望能幫助大家真正主宰自己的大腦，更有效的「用腦」過生活。

前言

「如果人類的大腦簡單到我們可以理解，那我們根本就笨到無法理解我們的大腦。」這句話出自於挪威作家喬斯坦・賈德（Jostein Gaarder）的作品《蘇菲的世界》（*Sofies Verden*），還好我們的大腦複雜的很！複雜的大腦有時候雖然不一定會讓生活更輕鬆，但卻為我們開啟了不可思議的能力。大腦與生俱來許多超能力，但我們卻沒有大腦使用說明書，如果能取得大腦使用說明書，該有多好！或許可以放在小學新生剛入學的書包裡，或至少給一份可下載的 PDF 也行。

因為不知何故，我總不時陷入拖延、過度緊張和鬼打牆的陷阱之中，不能再繼續這樣下去了！如果無論時機好壞，我們的大腦都能掌控一切，那它一定也有幫助我們辨識和規避大腦陷阱的鑰匙，讓我們專注於有助於繼續向前邁進的事物：我們內在真正的天分。其實，我不需要一本讓自己變完美的使用說明書，畢竟太完美也很無聊，但如果能比現在再聰明一點，應該也不錯。

我想瞭解如何落實我們對大腦研究的所有認知，更有效率地運用大腦的功能。我將帶領各位和我一起步上這趟穿越書籍、研究、實驗、採訪和自我測試的研究之旅，一起發掘如何成就更好的自己。我們是不是被淹沒在資訊氾濫之中？透過日常的媒體處理能否更好地舒緩資訊氾濫的問題？一心多用真能解決我們日益複雜的日常生活嗎？我很好奇，覺察和冥想可以抒解多少壓力？各種時間管理法真的有效嗎？我覺得自己在自律和自我激勵方面還有待加強。

當我們不再執著於既有的思維模式，盡可能廣納各種角度和看法，尋找創新的解決方式，才能以最佳方式解決問題。然而，該如何讓大腦轉向新方向呢？該如何做決定呢？瞭解大腦如何運作，就能更清楚這一點。我也想知道，我們究竟能為大腦做什麼，運動、飲食和睡眠都是讓我們變聰明的重要因素，但有效率學習的重要性也不遑多讓。

在科學定義中，人類的自我被視為等同於大腦或將大腦視為自我的執行器官。但在本書中為了更明確說明大腦的工作原理，我將大腦視為一個獨立個體。這並不表示有兩個自我的存在：大腦沒有自我，只有人才有。但儘管如此，我們彼此可以互相瞭解。

先預祝各位享受這趟研究之旅、獲得許多瞭解自己和大腦的新知、從書中的練習獲益良多，也歡迎各位親自試試書中列出的練習。我向各位保證：讀完這本書後，你的大腦將會脫胎換骨！

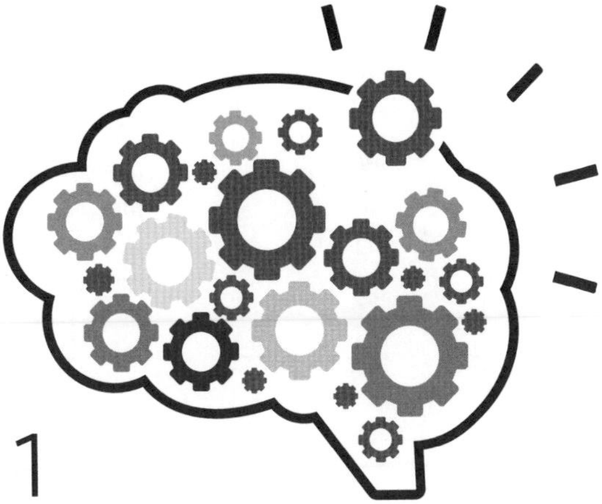

Chapter 1

我的大腦就像雲霄飛車

簡單認識大腦與智力

「看看自己，然後改變。」

搖滾巨星，麥可・傑克森（Michael Jackson）

混亂或不混亂？

本書第一章的交稿日期是兩個月前，但到現在我還寫不到幾行字，跟原先的規劃相差甚遠！眼前螢幕上空白文件上寥寥幾個字瞪著我，思緒在腦中盤旋著。有時候感覺人生有如一場電影在我眼前上映，此刻我的大腦彷彿整天都像在坐雲霄飛車：只聽到從下方傳來的嘎嘎聲，然後左轉、上坡，再右轉。我聽到一聲「嘿」，咻地往上又往下，卻把我拋在後頭。我的大腦玩得不亦樂乎，我只是站在售票亭前付錢買票，眼巴巴看著。我有充分的理由弄清楚如何善用大腦，但總是沒時間讓自己變更聰明。為什麼我們總是沒時間處理重要的事情呢？

我試圖平復我的良心：為了這趟研究之旅，我閱讀了大量的專業文獻，因此對於腦中目前的思緒有些瞭解，內容相當多，即便腦中一片混亂。

當各位閱讀到這幾行字、翻頁、回想起記憶中某個場景、沉思、下意識地望向窗外或被電話打斷時，腦海裡正在想什麼呢？大腦如何從每天湧入的無數新資訊建構出這部「作品」——個人專屬人生電影——我們的現實呢？以及該如何才能將我們這部生活紀錄片變成一部精彩的電影，甚至是成為我們的最佳影片呢？

在找出答案前，讓我們先來看看這個待改造的對象——我們的大腦。

大腦無窮盡

人類大腦是由約一千億個腦細胞所組成。難以想像，就像難以想像電影散場後看到現場留下那麼多沒吃完的爆米花一樣，就算只有寥寥幾個大腦細胞的海蛞蝓也不會留下那麼多垃圾。

所有文獻都出現一千億個神經元這個數字，但不知從何時開始，科學家們表示，沒有人確切知道這個數字究竟從何而來。根據二〇〇九年的「人口普查」，大腦約有八百六十億個神經細胞。[1]但為簡化說明，我們還是說約一千億個吧！或許這數字也不對，但反正是很龐大的數量，而且每個人一出生就有這麼多的神經元。

實在難以想像如此龐大的數字，我們的銀河系擁有超過一千億顆行星。各位一定曾在夜間偏僻無光害的郊外望向無雲的星空，如果說我們的肉眼只能看到數千顆星星，那就不難想像銀河系有多浩瀚了。好吧，與星空相比確實有點不恰當。一千億……啊，即便是柏林機場的負責人也難以想像這個數字。想像一下，如果有人每秒鐘送給我們一歐元，那收到一百萬歐元要耗時多久？接著再來對比近一千億個神經細胞，應該有概念了吧！第二個問題是：收到十億歐元要多久時間？用猜的，不要算。但如果非算不可，就算吧。怎麼樣？收到一百萬和十億須耗時多久呢？

準確地說，收到一百萬：十一天十三個小時四十六分又四十秒。收足十億，就要有十足的耐性，因為得花上整整三十二年之久。那再乘以一百倍呢？算了，我可不想再計算了！

除了無以計數的神經元，大腦還有很多膠質細胞，但有關其數量的資訊目前還無可靠資料提供。「膠質」一詞取自於希臘語的「黏膜」，衍生出膠質細胞一詞，因為科學家認為膠質細胞主要負責結合神經元。如果把大腦想像成一塊巧克力瑪芬，腦細胞就是巧克力碎片，膠質細胞就是四周的蛋糕體。根據最新的研究結果，膠質細胞除了支撐和修復功能外，似乎對於脈衝傳導也扮演重要的角色。所以它們不「僅僅」是黏膜！據說阿爾伯特・愛因斯坦（Albert Einsteins）的大腦有很多膠質細胞，也就是說瑪芬的蛋糕體特別多。

一直以來，大腦研究專家總認為，成人的大腦已經定型，不會再改變，也不會再產生新的腦細胞。但現在我們知道，大腦神經元一直到老年還會形成新的連結，甚至還會產生新的神經細胞，特別是大腦內負責記憶和學習的海馬迴（Hippocampus）。

海馬迴匯集來自短時記憶的資訊，生成新的記憶或更新舊記憶，形狀貌似海馬的海馬迴如果受損或被移除，大腦就無法儲存超過數分鐘的新記憶，但已儲存在大腦皮質內的記憶內容卻仍存在。大腦皮質僅有數公釐的厚度，是一種皺褶層，使大腦看起來就像是顆核桃，它也是人腦中「最複雜且具最高腦力的地方」。[2]

太好了，原來我們每天的電影情節就是這個巨型核桃所製作！它從數以百萬計的個人感受中演變成我們的世界觀。和在電影院看的電影一樣，這部電影並未包含錄製下來的所有場景，也會有電影製作人和剪輯師幫大腦剪掉不重要的資訊。畢竟我們的電影一直都是經過主觀過濾的作品，只是世界的某一個面向。但這個過濾功能也能暫時關閉諸如：附近工地傳來的噪音，好讓我們聽清楚電話那頭同事的聲音。大腦具備許多寶貴的功能，例如：在我們未意識的情況下，大腦將複雜的內容儲存為圖像，因此當我們聽到「美國總統」，腦中便會浮現與我們無數記憶和知識連結的各種畫面，那些美好、悲傷、有趣或令人難忘的回憶。所以我們的腦海可能浮現甘迺迪（John F. Kennedy）總統站在德國柏林施納柏格（Schöneberger）市政廳前用德文說道：「我是柏林人。」或者我們還記得歐巴馬（Barack Obama）總統在布蘭登堡門（Brandenburger Tor）前演講時脫下夾克的模樣。

各位還記得大腦中負責儲存新記憶的區域嗎？快樂的河馬（Happy Hippo）？對，很接近了。為了讓讀者快速記住專有名詞和其功能，本書提供文字圖解說明，透過圖像說明加深對術語和其功能的印象，部分文字圖解說明還附插圖，以下圖像記憶海馬迴就是一例。

一開始各位可能會先浮現下方這個毫無意義的怪異圖像，但很快就會發現，我們已經快速地記住了圖像上的資訊。

大腦和小狗的共通點是什麼？

大腦非常複雜，讓人眼花撩亂，每天都有精彩的表現，但它也有一些基本的瑕疵，是我們不可不知的。

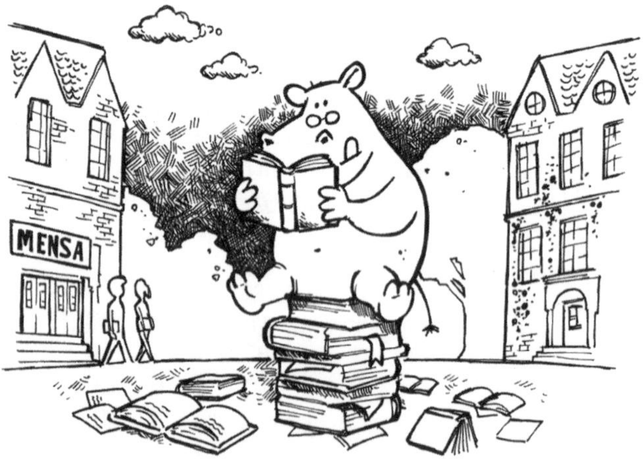

圖像記憶海馬迴：我們可以想像大學校園（德文的校園 **Campus** 和海馬迴 Hippo**campus** 的後半部同字）裡有一隻勤勞的河馬（德文的河馬 **Hippo** 和海馬迴 **Hippo**campus 的前半部同字），正坐在堆疊的書本上學習。★

首先，大腦相較於身體是非常自私的。但這是為了讓我們能夠活著，所以只要與大腦的能量供應相關，它總是「衝第一」。但它有時也會愚弄我們，例如：它會慫恿我們不惜一切代價得到某個東西，因為它自己渴望受到讚美。第二，大腦很懶惰。為了達到高效率，它總選擇最舒適的路線，我們永遠不知道接下來會發生什麼！再來，它也是習慣性生物，因為它喜歡熟悉的事物。因此，我們常對新的路線感到懷疑，偶爾還必須嚴肅地對大腦曉以大義，才能說服它離開被踏到磨損不堪的原有路徑。

第四，大腦喜歡掌控一切，也沒錯啦，作為身體的控制中心，這樣也不是無理取鬧。第五，它也很容易被騙。所以一件事情只要多聽幾次，大腦就會信以為真，不少研究也證明了這一點！心理學稱這種現象為「真相錯覺效應」。我們也會一直將我們聽過以問句呈現的說法信以為真，因為大腦沒有合適的格式可以儲存問句。第六，大腦需要和諧、渴望被喜歡或至少能與他人融合。最後一項是，大腦是個好奇寶寶，因此非常容易分心。

大腦具備這些讓我們感覺良好的特性，但有時也會太過頭了些。原則上，大腦的行為就像隻好奇心過剩的小狗，什麼都想試試、玩玩，玩累了就懶洋洋地肆意躺著。所以我們

★譯註：全書的圖像記憶皆以德文爲基礎做思考，聰明的你可以試著想想若用中文來思考的話，怎樣的情境比較適合呢？例如：海馬迴是大腦裡負責記憶的部位，不妨想像一隻正在學習開車的「海馬」，努力的在車道上「迴」轉，「記憶」各項開車的技巧。

一定要好好地關注大腦，找出彼此最佳的「相處」之道。

想變聰明？——爲時不晚！

我們現在知道，大腦不斷在變化。我的大腦此刻也不再是我剛開始寫這本書時的那個大腦，各位的大腦在閱讀本書後也將脫胎換骨！其中一個原因是，各位因為閱讀本書瞭解和學習到許多能正向改變生活的新知。另一個原因是，我們在生活中發現、感受或體驗到的一切，都會影響大腦的結構和功能。這個過程稱之為可塑性，讓大腦終身具有適應能力。在這個瞬息萬變、只有具備最佳適應能力者得以倖存的世界裡，這當然是必備的能力。我們體驗或學到的一切都會導致腦細胞之間的新連結，準確地說，就是突觸發生，也就是突觸／神經元連接的建立、改造和退化。奧地利知名模特兒和演員拉里莎．馬洛特（Larissa Marolt）深具哲理的一句話「我還沒習慣我自己」[3]說的很有道理，誰叫我們老是變來變去呢！

不斷變化的優點在於，如果我們做對了，就可以活到老學到老，還能改變行為！並不是因為有疑慮，而這點現在也得到神經科學的證實，太好了！此外，形塑大腦、讓大腦變聰明的關鍵也掌握在我們自己手中。但這需要我們勤奮不懈，加上熱情以及更多的自律才能實現。

各位想練就完美技能嗎？最簡單的方法就是：以無比的熱情練習一萬個小時！大約練習十年、每天超過三小時，週日可以休息！勤奮加上熱情和專注是練就完美技能最保險的方法，即便是資質平庸的人也能練就到完美程度，無論是學習樂器、藝術技能、滑水或任何科學領域都是如此。這是美國佛羅里達州立大學（Florida State University）瑞典籍心理學家安德斯・愛立信（Anders Ericsson）的研究結果。[4]

這位心理學家針對傑出音樂家進行研究的結果顯示，大多數的傑出音樂家也是在練習約一萬個小時後，才會出現突破性的藝術表現，只有莫札特（Mozart）或帕可尼尼（Paganini）等少數人才只需要九年的「天才培育時間」。

嚴守紀律，以目標為導向的練習態度也能培養出大量的天才兒童，中國便是一例：中國大約有五千萬人彈了一手好（鋼）琴，其中約有數千名兒童被稱為天才。[5]

對我來說，練習一萬個小時根本不可能，我連一天花三小時在這本書上都辦不到。對我來說，只要能夠多瞭解大腦一些就夠了。所以我需要另一種策略，我主要希望能更專注、更有效率地工作，但同時又能抒解壓力。這時不禁也要問問，要達到這個目標，智力的重要性何在？智力究竟是什麼？

兩種智力

晶體智力和流體智力的差異性理論是心理學家瑞蒙．卡特爾（Raymond Cattell）於一九七一年所提出，用來解釋大腦的功能。

「晶體智力」包括我們在生活中學習到的一切，亦即在成長過程中累積的能力，其中包括我們的文化特性、客觀知識，也包括我們學到的所有其他能力，從童年騎三輪車到北歐健走等。事實上，我們不僅可以透過獲取新知或訓練新技能來維持晶體智力，還能隨著年齡增加提升晶體智力。因此，有人超過五十歲才贏得奧運冰壺金牌；八十歲還能游泳、跳舞、學習外語；甚至九十歲高齡時還興致勃勃地打桌球或玩遊戲機。

這些都是反駁「小時候不學，長大也不會再學」這句諺語的論點，但這句諺語其實也包含了很多事實。家長們應該從小根據孩子的興趣和熱情培養孩子，從小奠定未來生活的基礎。孩子越願意自我嘗試和證明自己，腦中形成的突觸越多，日後在生活中盡情發揮自身潛能的機會也就越大。即使小時候只學了幾星期的吉他、桌球或衝浪，長大後再重新學習這些技能也會特別容易上手。此外，如果小時候發現自己在參觀博物館時感到特別紓壓，日後的藝術之門也會為我們開啟。孩子小時候如果常得到父母的稱讚，建立自信心，往後的人生也會信心十足。所以如果可以，請盡量多給孩子們自我嘗試的機會！

但成年後，我們還是可以學習新知和新技能，或許與世界體操冠軍無緣，也不可能獲得諾貝爾物理學獎，但誰知道呢？雖然比起從小就開始練習，長大後再開始要加倍努力，但事實上我們還是有無限的可能。所以我比較認同「漢斯小時候不學，長大後要花更長時間才學得會或也不會再學」。梵谷（van Gogh）也沒受過正規的繪畫教育，他二十七歲才開始自學繪畫。梵谷先生透過描繪向日葵提升了自己的晶體智力。

「流體智力」則是指解決問題和邏輯思考的能力，包括我們的思考程序效率以及天賦傾向，例如：大腦的神經傳導速度。

長久以來，流體智力一直被認為是無法改變的。但心理學家蘇珊娜．賈吉（Susanne Jaggi）和華爾特．佩里格（Walter Perrig）以及他們在瑞士伯恩大學的團隊於二〇〇八年發表的研究結果顯示，透過訓練也

圖像記憶晶體智力：如何記住「晶體智力」這個概念呢？我們可以想像自己是**水晶**研究人員，千辛萬苦收集到所有與鐘乳石晶體相關的最新知識。

能提升流體智力。[6]

訓練工作記憶最能有效提升流體智力。工作記憶是一種暫時記憶區，存放著有助於掌握情況、解決複雜任務以及學習新知的資訊，工作記憶的效能也會影響到專注力。更多資訊請參閱第十一章，我在該章節中介紹了自我提升流體智力的測試。

我們是自己人生電影的主角和導演，所以這部作品能否一鳴驚人，我們本身佔有不容小覷的影響力。

智商對我們的人生有何影響？

自二十世紀初起，我們會透過智商（ＩＱ）測試來檢測處理邏輯、幾何以及語言問題等方面的能力。一直以來，智商和流體智力一樣都被認為是無法改變的，但智商並沒有固定的大小，也不能代表一個人的實際能力。因為相較於高ＩＱ，好奇心和熱情更是驅使一個人竭盡所能達成目標的動力。因此，ＩＱ並不會直接影響一個人的事業成就。

圖像記憶流體智力：想像自己在**流水**潺潺的河流中駕著充氣船，這時船破了一個洞，該如何解決這個問題呢？

一九二一年，史丹佛大學（Stanford University）的心理學教授路易斯・特曼（Lewis Terman）進行一項獨特的天才研究，[7]他追蹤超過一千五百位智商一三五以上的兒童數十年。這些天才兒童之中有很多人後來的成就都非常成功，但並非最成功的那一群。這些天才受試者沒有人獲得普立茲獎或甚至諾貝爾獎，而被路易斯・特曼認為「不夠聰明」而未被選入該項研究的威廉・蕭克利（William Shockley）和路易斯・阿爾瓦雷茨（Luis Alvarez），則分別於一九五六年和一九六八年獲得諾貝爾獎。

這證明了對於如此傑出的成就表現，高智商雖然也有所助益，但其他因素更為關鍵，諸如：個性、熱情，甚至還要有驅使人不斷追求成就感到趨近瘋狂程度的上進心。此外，各位如果有興趣，取得良好人脈網絡和研究環境，例如：成為諾貝爾獎得主的門下學生，也會增加獲得諾貝爾獎的機會。湯瑪斯・愛迪生（Thomas Alva Edison）曾說過：「天才是一分的天份，加上九十九分的後天努力」。

大腦——複雜——更複雜

我們再來仔細觀察大腦，因為如果是我們不懂、也不瞭解的事物，也無從對它們產生影響。先回頭來看看神經細胞，即神經元。神經元具群居特性，可與其他神經細胞形成數以萬計的連接。大腦最主要的任務是維持生命、保護我們免於危險以及規避與平衡外在和內在世界的干擾。因此，大腦是一個極其複雜的網絡系統，擁有近一千億個神經元和數兆個突觸。當你閱讀本書時，神經細胞就會將你的感官知覺傳導給大腦。在這個過程中，神經細胞只會決定是否傳導脈衝，如果是，接下來再決定以哪一種強度傳導。腦細胞的運作就像是個傳遞摩斯電碼的無線電操作員。簡單地說，現今研究的基礎在於，神經細胞彼此之間的連結越好，我們就「越聰明」。網絡越緊密，我們當然就越能輕易地使用儲存在大腦的大量資訊。大腦需要新的刺激和輸入，才能形成更多的突觸。

男性的大腦重量約一千五百多公克，女性則略輕一些；但愛因斯坦的大腦只有約一千二百三十公克，略低於大腦的平均重量。從抹香鯨的大腦重量來看，也能證明大腦的大小與智力無關：抹香鯨的大腦最多可達九公斤，但它可能連最基本的算數都不會。不過抹香鯨也不需要會算數，它的任務是照顧好重達四十噸的身體，所以九公斤的重量也滿恰當的。相對於人類的體型，人的大腦其實很重，畢竟一千億個神經細胞和突觸也要有足夠的空間才容納得下。大腦的能量需求也很大，人類大腦僅佔體重的百分之二，但能源消耗高達每日能量需求的百分之二十，就像越野汽車比電動車的消耗能量更高一樣。我們的中樞神經系統——脊髓和大腦——的結構反映了人類大腦在進化過程中的發展，我們現今的大腦是人類歷經數百萬年的淬練成果。

為了讓各位以後知道如何驅動大腦運作，我先在此簡短說明大腦的主要區域，其中大多數也主宰了我們的學習行為。操作說明書一般也會先說明產品的零組件。

我先將大腦分為腦幹、間腦、小腦、大腦和大腦皮質，讓各位對大腦有初步的認識。當我們拿著這本書、翻著書頁，可能還會在書頁上自己感興趣的地方畫上重點，這是腦幹和其他大腦區域的共同傑作。腦幹是人體和大腦的連結中心，會將感官訊息傳導至更高階的大腦區域，大腦再從該處將運動訊息傳輸至周邊的四肢。但腦幹的功能當然不僅止於此，大腦是一個複雜的運作系統，事實上，每一個程序都有數個大腦區域共同參與。

間腦包含丘腦和下視丘。丘腦是通往大腦的重要轉換站，在所有接收到的資訊傳導至大腦內的「負責」區域前，丘腦是所有感官知覺運行的重要單位。因此丘腦又稱「通往大腦皮質的大門」。

無論我們現在正在閱讀或在其他任何情況下，下視丘無時無刻都在關心著我們和我們的身體。它是內分泌系統的指揮中心，也主宰呼吸、心跳頻率、血壓和新陳代謝，以及飢餓和口渴等生命重要功能。

此外，間腦對我們的健康和人際關係也很重要。它有很大的空間可以儲存外部影響因素，是經由我們在生活中的永久經驗所塑造。也就是說，它讓我們學會如何以更好的方式處理自己的感覺，以及改變與他人的相處方式。嘰嘰喳喳的燕子善於交際，也具備學習能力。

電話響起，我們反射性地跳起來，把書本擺到一邊，這時就是負責運動功能的小腦和腦幹在運作。如果身旁突然出現一隻凶猛的劍齒虎，小腦的機制也會立刻啟動。幸好，這個時代不可能發生這種情況，因為劍齒虎早在約一萬兩千年前滅絕了。但小腦在人類大腦中留下深刻的印象，因為這種不加思索的反射性行為是人類與生俱來的實用功能。所以，我們不必苦思半小時，猶豫著是不是要幫劍齒虎找個陰涼處，奉上葡萄乾、捲心酥和咖啡來討好它，或是立刻爬腿就跑。

小腦也負責操控身體姿勢和平衡。由於酒精會影響小腦功能，導致身體和眼睛之間無法進行完美微調，所以大量飲酒後

圖像記憶大腦的主要區域：想像以下的畫面：眼前看到一棵樹，**樹幹**（德文樹幹 **Stamm** 和腦幹 Hirn**stamm** 的後半部同字）很粗。這時飛來一隻**燕子**（德文的燕子 **Zwitsche**rschwalbe 前半部與間腦 **Zwischen**hirn 的前半部拼字很相似），停在樹枝上。樹枝上原本就有一隻**小**麻雀舒服地蜷縮在鳥窩裡。有一隻**大**鷹在上方樹梢上歇息，嘴裡叼著一塊**樹皮**。

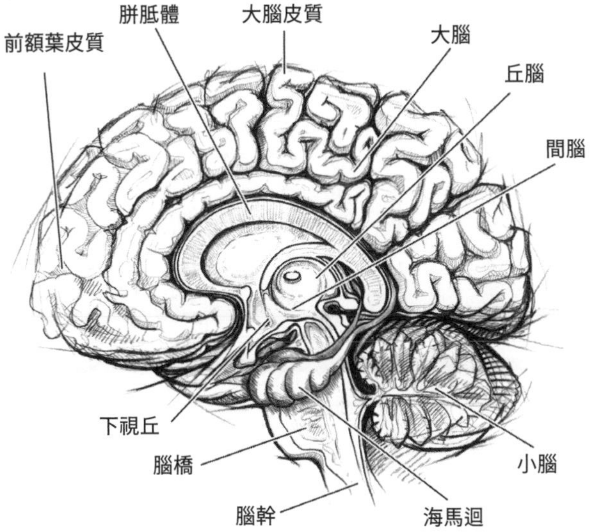

大腦結構圖

圖像記憶丘腦（Thalamus）：象徵間腦的燕子在河流貫穿的遼闊河谷間飛翔。我們透過感官接受到的所有新資訊，在被傳導前都**必須**（德文的必須 **muss** 與丘腦 Thala**mus** 的後半部拼字相似）先流入這個代表丘腦的**河谷**（德文的河谷 **Tal** 和丘腦 **Thal**amus 的前半部拼字相似）。

圖像記憶下視丘（Hypothalamus）：作為備忘記號，我們可以想像一隻由激素控制的快樂河馬（德文的河馬 **Hippopotamus** 和下視丘 Hypothalamus 拼字相似），也許是一隻多愁善感、患有**憂鬱**症（德文的憂鬱症 **hypo**chondrisch 與下視丘 **Hypo**thalamus 同字首）的河馬，不時關注著自己的健康，也一直在**河谷**（德文的河谷 **Tal** 和下視丘 Hypo**thal**amus 中間部位拼字相似）間遊蕩，下視丘，你瞧！

或多或少可能會出現一些常見的異常現象。小腦對書寫或彈奏樂器等也非常重要，亦即我們已經學會的運動程序。小腦和大腦運動中心的連接會穿過腦幹中的腦橋，這些運動中心也負責全身肌肉運動的協調和微調。

現在來聊聊大腦中發展最完全的大腦區域，它是我們所有心智能力的關鍵，講白了就是主宰著我們的思考能力。大腦讓我們有能力將字母拼成詞彙，例如：讓我們瞭解這本書的內容。大腦由兩個腦半球組成，分成不同的葉，中間以胼胝體相連。感官傳輸的資訊會匯集在大腦的這些區域，並與既有資訊、即自己過往的經驗互相比對。

左腦半球負責身體右半部，右腦半球則負責身體左側。我們過去普遍認知左腦掌管邏輯，右腦主宰創造力的簡單分類，現今已不再牢不可破。現在的認知比較複雜一些，但左腦確實比較傾向於主管理性思考，如邏輯、分析、計算等，且特別著重於細節。如果要解數學題目或記住生日或全面簡化新的國際銀行帳戶號碼等，就會用到左腦。德文的左側（Links）和邏輯（Logik）的第一個字母都是L，這樣就比較好記了。基本上，就連語言也是左腦的強項，所以左腦也常被稱為「優勢腦」。但我們不該過度詮釋左右腦的分類，因為我們的意識是透過左右兩腦半球的共同作用所形成：完美互補。

右腦則偏向創造力、面部表情、手勢、音樂和空間想像、整體性。大家可以想像成：

右腦總是忙著為左腦在認知上的紕漏想出有創意的藉口。

左右腦半球各有所長，例如：左腦擅長處理聽覺刺激，而處理視覺刺激則是右腦的拿手本領。但我們如果喝太多酒，原本拿手的能力會趨向於另一半腦的拙劣水平，導致我們「變笨」，反應能力也大幅下降。

大腦皮質是大腦表皮層，外觀類似巨型核桃。我們人生電影的「電影工作室」就坐落於此。雖然大腦皮層的不同區域各司其職，但會在大腦中形成我們對世界的一貫性感知。在進化過程中最後才形成的大腦皮質具有非常重要的功能，我們的內在會在此處與周遭環境進行有意識的討論。例如：評價文章內容、解決問題或做決定等，這些主要是大腦皮質前額葉皮質的職責。這裡也是形成「非來自外部或非由感官感受提供的想法」的大腦區域，神經生物學教授艾米·阿恩斯滕（Amy Arnsten）[8]如此解釋。如果沒有前額葉皮質的運作，根本無法產生諸如：「我想閱讀這本書」之類的想法，無法抗拒直接殺到機場訂購環球旅行一年機票的衝動，也無法衡量這個決定的利弊。反覆思考某個議題、發展出自己的論述、形成自己的想法或觀點等行為也都源自於這個區域，它的重要性不容小覷！

大腦皮質下方是由所謂的白質構成，結合了錯綜複雜的神經元網絡，是個別大腦區域彼此互相溝通以及和脊髓溝通之處。大腦內還有許多其他區域，例如：邊緣系統和基底核，後續會再說明。

自身的現實

我們的大腦透過同步連接五個感官器官接收到的資訊，建構出個人獨一無二的現實，讓我們得以思考、表達情緒、做決定、檢視自己的價值觀，進而思考我們的態度。也就是說，每個人都活在自己的「小」宇宙裡。

但對自我最大也最關鍵的影響力是什麼？為什麼我會這樣做？我們必須粗略地瞭解這個與我休戚與共的「我」究竟是誰？

我們的個性一方面源自於遺傳基因，另一方面，我們的各種經驗造就了現在的我們，引領著我們未來的方向。我們無法影響基因的遺傳、童年印象，但可以主宰處理自身經驗的態度、不斷體驗新印象的意願、獲得新知和新認知的行動。我們可以自己製作自己的電影，不僅可以按下「錄影」鍵，還可以當這部電影的

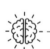

圖像記憶前額葉皮質（das pärfrontale Cortex）：想像一下，你和你的前額往玻璃方向跑，額頭撞在玻璃上，不僅眼冒金星，還看到了**德州**（德文的德州 **Tex**as 與皮質 Cor**tex** 拼字相似）最美麗的**珊瑚**魚（德文的珊瑚魚 **Kor**allenfisch 與皮質 **Cor**tex 拼字相似，德文中常見以 K 取代英文的 C）。

導演。自己的電影自己導，所以我們應該保有好奇心、提升專注力和感受能力，細心感受自己與他人的情緒，才能擴展自己的經驗和記憶寶庫，改善未來做決定的基礎。[9]這些聽起來都很不錯，有些細節後續必須持續微調或補充，現在只要付諸行動就好。

大腦像水族箱

由於大腦具有良好的可視化圖像資訊管理功能，資訊可視化後，就能輕易記住內容。因此我設計了一張大腦圖像，有助於各位在閱讀本書時更容易瞭解大腦的作用原理。「亂中有序」的大腦圖像如下頁的圖片。

閱讀到這裡，大家心裡肯定會納悶作者是不是有點不正常。但大家會發現，將大腦可視化的方式將會在我們這趟研究之旅的過程中，協助我們更瞭解大腦的各種運作過程。

未來新知

迅速的大腦成像檢查程序發展有助於人類對大腦運作原理的深入研究，近幾年，神經成功揭開大腦的所有秘密、能否在無以計數的基礎上完整拼出這塊巨大拼圖，依舊是個謎。

但大腦研究確實能讓我們知道大腦如何以及在哪裡整理接收到的大量混亂資訊，我想瞭解：我為什麼會具備這些知識？我的研究之旅行囊已經打包好了，就等著出發了。但我想先看看，大腦在搭雲霄飛車路途上做了些什麼。它究竟如何思考？

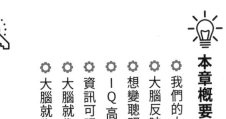

本章概要

- 我們的大腦從大量資訊中建構出自己的電影。
- 大腦反映出其在進化過程中的發展。
- 想變聰明，永遠不嫌遲。
- IQ 高無法保證聰明，興趣和熱情才是王道。
- 資訊可視化有助於輕易記住內容。
- 大腦就像巧克力瑪芬，巧克力和瑪芬吃再多也不膩。
- 大腦就像是我們的老闆，整天都很忙，但沒人知道他在忙什麼。

如何變聰明？

- 找到自己的熱情。
- 想要練就完美技能，請練習一萬個小時，但不足一萬也算是個開始。
- 犯錯有助於變聰明，所以盡量犯錯，並從中學習。
- 想獲得奧斯卡、普立茲獎或諾貝爾獎，務必堅持目標！
- 坐上我們的天才椅，抱歉，是導演椅，開麥拉！

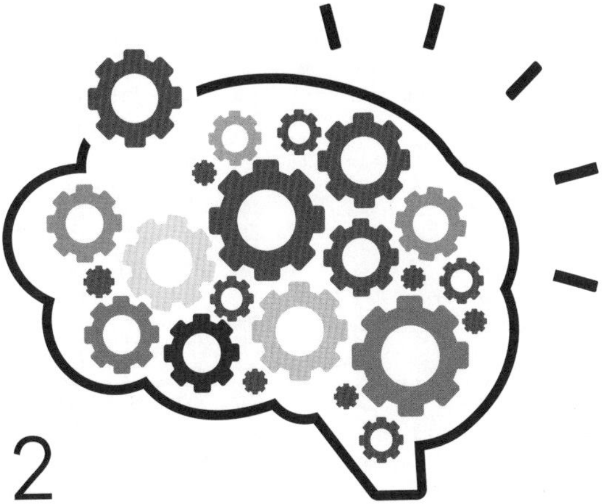

Chapter 2

思考「思考」這件事！

腦海中的想法究竟是如何成形？

「吾本吾思，我們的一切皆源於我們的想法，
我們用自己的想法形塑世界。」

佛教創始人，釋迦牟尼（Siddhartha Gautama）

動物園事件

幾年前的夏天，晴朗的陽光下，我和幾個好朋友在慕尼黑某個街角的小咖啡廳相聚。不久前我才剛拿到畢業證書，為了慶祝畢業，我們乾了一杯香檳，或許兩杯吧。在微醺和好心情的氣氛下，我們決定做點有意義的事，於是我們去了動物園。不久後，我們來到一個大型鳥舍前，興致勃勃地觀賞色彩斑斕的新奇鳥類。由於這些珍禽奇獸讓我們留下非常有趣的印象，我問其中一位朋友，這些是什麼鳥啊。她轉頭看了看標示牌答道「停奇場一」，我楞了楞，「停奇場一」就這麼厲害，那「停奇場二」應該更有看頭。我們滿心期待地想在標示牌上找到前往「停奇場二」的指引資訊，才赫然發現斗大的字是「停車場一」。是啊，當然是停車場，還能是什麼？甚至連我們身旁的那一對夫妻也不禁大笑出聲。我們真的錯得太離譜了！

沒看好大腦、沒有跟著它一起思考，就是會發生這種事。因為，一不小心就會讓大腦快速補上它自己版本的現實狀況。恢復清醒後，我突然發現，這次經歷讓我對思考的基本運作有了全新的見解。

我們對思考究竟瞭解多少？

數千年來，人們絞盡腦汁思考大腦如何思考，以及思考與意識和理智之間的關連性，雖然近年來科學不斷進步，但探索大腦的知識至今仍在初始階段。

唸書時每每想到思考，我總認為自己可以主宰自己的想法，總認為自己的想法和行動很有邏輯而且很理智。但我越來越常意識到，我經常做不在計畫表上的事，只是因為那件事比較簡單或是我覺得特別有趣。大家都知道，大腦其實是懶惰蟲。雖然我本來計畫好要寫這本書或和朋友約好去啤酒花園，但還是又花好幾個小時閱讀網路上的文章、開始整理書桌等，我的獎勵系統似乎比我的意志還要更強大。

有時候明知對某件事束手無策，但一整天還是會因為這件事感到煩躁，明知擺脫負面想法才是最好的方法，但負面想法就是揮之不去。絞盡腦汁苦思也不一定能找到邏輯或創新的靈光一現，但卻常在搭電梯、刷牙或與人對談等意料之外的時刻突然閃過新想法。

我感覺好像有兩種不同的我輪流交替著，一個我想努力工作，貫徹到底；另一個我則更愛享受陽光浴、耍廢、任性而為。我發現，自己對人的思考模式所知有限，所以讓我們花點時間來仔細瞧瞧。

小實驗

各位請先靜下心來，想想自己剛剛在想什麼，就是現在！或許你心想：「怎麼回事？我不想做，我從不做書裡面的練習！」——這些我都能理解。或許你也會這麼想：「我剛什麼也沒想，只是在閱讀這幾行文字。」或者你正在考慮是不是該停止閱讀，好好想想自己的思考模式；或者覺得這段有關「思考思考」的內容很煩。所以，你剛剛在想什麼？無論是什麼，發現沒？我們可以觀察自己正在思考，而且知道自己在想什麼，不是嗎？

現在請不要想小長頸鹿。

但越是不去想小長頸鹿，小長頸鹿的身影偏偏進入腦海：有些模糊，但就是一隻小小的黃色長頸鹿。雖然長頸鹿不會每天在路上跑，但一想到長頸鹿，腦中就會立即浮現長頸鹿的畫面。因為大腦不僅不擅長儲存問題，儲存否定請求也不是它的強項，亦即「不」這個字會被大腦無視。現在不要想今日的午餐，但結果：偏偏一直想。

再回來長頸鹿練習，請大家再想另一隻動物，然後將這隻動物和長頸鹿連結，例如：獅子，因為獅子會吃小長頸鹿。現在開始想這兩隻動物，然後將兩者有意義地連結，讓自己的腦中呈現畫面。你想到和看到了什麼？為什麼剛好想到這兩隻動物呢？它們對你有何意義？

我們通常不知道自己如何思考，也不清楚我們的想法是怎麼出現和形成的。但事實上，我們可以在有意識地可視化思考時自我觀察。

知名的白熊實驗結果證明，我們真的無法控制自己的想法：在這個實驗中，受試者被要求不要去想白熊五分鐘。在這段期間內，受試者要大聲說出他們當時腦中浮現的任何想法，只要想到被禁止去想的白熊，就必須按一下鈴。實驗結果是，在這五分鐘內，沒有人可以成功地不想到白熊。想到白熊的頻率平均至少每分鐘一次，看來控制想法似乎不是件簡單的事。後續的實驗安排也產生非常令人意想不到的結果，之前被告知不能去想白熊的受試者現在被指示要有意識地去想著白熊，同時另一個小組加入實驗，這一組人一開始就被要求去想白熊。各位覺得哪一組受試者想到白熊的頻率更高呢？結果居然不是新加入的那一組，反而是之前被禁止去想白熊的第一組人按鈴的頻率更高。嘗試不去想某特定事物，反而會讓該事物揮之不去。看來我們如果壓抑想法，大腦之後還是會急起直追。[10] 難怪，大多數人都難以抗拒美味的巧克力蛋糕，雖然不想老是想到它，但卻總不時想起。

心理圖像的魔力

我們可以反思自己在思考，已經夠神奇了，但我們的大腦更是奇蹟，還有更多功能！我們學習走路、說話和寫字，例如：我們可以在無任何物理學基礎的情況下，沒有計算加速力，也沒有計算球的重量或速度等，就能預估球的拋物線並接住球。我們的神經網絡中備有物理模型，可以產生球約略的落點和棒球手套該往哪個方向移動的預測；我們具備學習外語、分辨人臉或感受他人情緒的能力；科技成就似乎永無止境，人類登上月球、發送衛星到太空或鋪設海底電纜。有些人總是懷抱著一開始看似天方夜譚、但無論如何也要勇於實現的願景，有些願景甚至經過數世紀的反覆思索，才逐漸成形，就像二十世紀初飛機問世讓人類的飛行夢想成真。

另一方面，有些事我們就是永遠學不會，而且短視近利。所以人類過去幾十年來在海裡倒入約一億五千萬噸的塑膠垃圾[11]，這僅僅是人類眾多短視行為中的一例，這個數量相當於至少三千萬隻大象在海裡游泳。因此，反思思考絕對有其道理。

現在我們不僅有能力在自己思考時自我觀察，拜功能性磁振造影技術（簡稱 fMRI）之賜，我們也能觀察他人的思維、行動或感受，至少一點點啦。透過所謂的血氧濃度訊號

（BOLD）可將大腦的活動可視化：它是將人體置於超強磁場中，藉此放大血液含氧量高低的特性。因此，fMRI可以顏色呈現負責思考程序、情緒或行動的大腦區域。也就是說，我們確實可以看見大腦的運作方式。

但神經科學家大衛．伊格曼（David Eagleman）做了一個很好的譬喻，觀察大腦就彷彿只從太空梭上觀察地球就想瞭解歐盟的政治局勢一樣。因此，想要認識和瞭解自己的思維和行為模式、意識和情緒形成以及其相互作用的所有基礎，還有很漫長的路要走，而瞭解歐盟這條路可能又更遙遠了。

誰在操控我們？

想瞭解自己的想法，倒還不至於必須查看大腦。因為在還沒找到誰在操控我們或我們如何受到操控、我們是否擁有自由意志等問題的最終答案前，透過心理研究結果也能略知一二。我們可能會先假設自己具備理性思考能力，但大腦不全然符合邏輯，所以不必仔細研究大腦也知道，大腦並不全然都是理性運作。從我的自我觀察經驗來看，我的感性行為和理性行為、渴望和理性之間永遠存在著衝突。我知道每星期運動三次、健康飲食才是對的；每天至少在戶外呼吸新鮮空氣兩小時，也是很好的作法。但我會照做嗎？當然不會。我甚至有時候什麼也不做，管他理不理性，就是什麼也不想做！我們經常認為該做這個、該做那個，但卻什麼也沒做。然而，我們不全然依照邏輯的思考和行為，也是一件好事，否則一整天下來，日子過得該有多無聊，當然也就不會出現爆笑的動物園「停奇場一」事件了。

如前所述，我們為什麼會以及如何成為現在的自己，有兩個重要因素：第一，我們的遺傳基因決定了我們的個性；第二，教育和經驗。就像是玩撲克牌，拿到什麼牌純粹是偶然，但最晚在我們開始成長之際，只要身體健康，我們就會對自己的生活方式和未來的體驗產生很大的影響。

思維的五大特點

我要向各位簡短說明思維模式的五個特點，這五項特點說明了思維和行為的本質。首先，我們必須意識到，我們自己做決定的次數遠不如意識給我們的暗示。粗略知道自己的行為模式，就可以處理自己的行為，進而讓生活更簡單。

第一：想法源自於一個化學和電氣模組

一直以來，我基本上認為想法是無形的，但思維究竟有多大程度是有形的呢？再想想我們個人專屬的每日電影如何在腦中形成，我們的大腦就坐在黑暗的頭顱骨裡，最初不看、不聽、不摸、不嘗也不聞。一直到我們的感知轉換傳遞到各個大腦區域後，大腦才以聽覺、觸覺、味覺和嗅覺軌道同步上映這部電影。我們的經驗、感覺和想法建構在這些生理感知的基礎上，它們在大腦中成形，並以電氣和化學脈衝為基礎進行資訊傳輸。

神經元之間如何進行這種傳輸？每一個腦細胞有一個細胞核和一個軸索，軸索主要負責傳輸脈衝，扮演發送器的角色。此外，神經元還有很多樹狀突，它們就像是細胞往四面八方延伸的觸鬚，因此能與其他神經元的軸索連接。樹狀突的主要功能在於接收其他神經細胞的資訊，軸索和其他腦細胞樹狀突的接觸點就是突觸，大腦就是透過突觸進行通訊。當腦細胞處於活躍狀態時，電脈衝會從細胞體流向軸索的尖端。透過電脈衝將化學信差、即神經傳導物質釋放在軸索尖端，電氣訊號便會在突觸上轉換為可透過突觸間隙傳輸的化學訊號。緊接著，化學訊號再轉換回電氣訊號，透過樹狀突到達緊鄰的腦細胞。腦細胞會再觸發一個新的電脈衝，該脈衝夠大時，便會繼續傳輸，太小就會被抑制——類似連鎖信的原理。有些收件人會繼續轉發，有些則置之不理，因為他們覺得這是不重要的資訊。因此，只有被評估為非常重要的資訊才會到達我們的意識之中。

為因應大量的資料量，大腦會過濾接收到的資訊，因此我們只會感受到現實中對個人有深刻印象的部分。準確地來說，大腦中進行的許多程序或多或少會由我們的感官補充或修改，還記得前面的「停奇場一」吧，就是一例。甚至非常明顯的事物，我們有時也會視若無睹。我在找眼鏡，遍尋不著，因為我有點恍神，殊不知眼鏡正好端端地在我眼前的書桌上。又或者在抽屜裡翻箱倒櫃尋找地下室鑰匙，那把鑰匙明明就在那裡，我卻始終視而不見。或許各位也看過類似的影片，影片中的人正數著穿著白色球衣的籃球隊球員的傳球次數，但由於他全神專注在計算傳球次數上，卻對明顯穿梭在畫面上穿著大猩猩服裝的人視而不見。

我們透過感官接收到的經驗和印象，會在大腦中透過電氣和化學過程轉換為感受、意識和記憶，再從這些物質程序和結構形成我們非物質的想法和感覺。能夠明白自己的思維是以這些過程為基礎，實在讓人感到興奮，且可喜可賀。對我來說，同等重要的是，光是我們吃喝什麼、做或不做什麼（稍後會有更詳細的說明）也足以改變我們的大腦。由此可見，最終大腦狀態決定了「我們是誰」。[12]

所以說，我們有機會透過行為影響大腦，陽光、睡眠、運動、咖啡、酒精，甚至是巧克力棒，都會影響大腦。且不僅於此，我們如何對待自己的大腦和身體，它們也會以相同方式回敬我們，我們的行為足以證明這一點。然而，大腦的模式和結構對我們的影響力，遠比我們一開始以為的還要大。

我們現在知道，大腦中即便是很細微的改變也可能產生重大後果。例如：主宰幸福和快樂感覺的血清素如果不足，可能是罹患憂鬱症和情感生活不順的原因之一，生活可能會像紙牌屋一樣倒塌。大腦的結構非常複雜，受到神經傳導物質和激素影響，甚至可能因某方面的營養攝取稍不足就失去平衡。而酗酒可能導致我們性格丕變，各位或許有過類似的經驗！

我們是誰、每個人所謂的「我」或自己的個性，都源自於非常複雜的物理系統。然而，科學界還需要很多時間才能詳細瞭解生物過程和人類經驗之間的關係。幾乎所有大腦研究人員都心知肚明，身體和心靈之間有太多待解的黑洞。但我現在很清楚的是：我們不僅僅是大腦中個別程序的總和而已。

第二：以模式、模型以及網絡的方式思考

如我們所知，我們的想法和感覺是在大腦中透過電氣和化學過程所形成。大腦的能力

模式，這個模式有可能就會變成現實。如果自己堅信，無法勝任眼前的新案子，我們的能量只會更強化這個負面思維模式，那麼這個想法可能就會成真。

小習慣也可能觸發激發負面習慣的種子，例如：吸煙者喝咖啡可能會觸發點根煙的期望；案子進行不順利時，經辦人可能會從口袋裡取出一塊巧克力或對同事亂發脾氣。

如果想要改變這種情況，就要改變想法，特別是改變思維模式。當事人必須清楚為什麼會出現這種行為、那種模式，該怎麼做才能跳脫惡性循環。這聽起來不是很有趣，但很有幫助。

大腦喜歡模型，因為它喜歡明確與和諧。我們會期待自己看見和學習到的東西符合大腦中的模型，不符合的，大腦有時會直接硬歸類到某個模型去。這個世界應盡可能明確和簡單，所以為了跟上日益複雜的世界，我們或許會遇到一些困難。因為要在無止盡的龐大資訊中識別出明確的模式和模型，並掌控一切，這個任務越來越複雜了。

我們當然也能學習處理龐大的資訊量，並加以詮釋。例如：閱讀希伯來文或西里爾文寫的書。如果不會這些語言，根本無從閱讀起。我們必須先慢慢學習，學會字母和詞彙的意義。但只要有熱情、勤奮和堅持，大腦一定可以學會，不僅能閱讀文字，多加練習後閱讀的速度也能越來越快。

神經元網絡背後蘊藏的盤根錯節越密集，越能輕鬆解決任務。新結構越複雜，建構相應電路所需的時間越久，例如：學習動作程序，像是滑雪或學習樂器等。一開始進步緩慢，而且必須注意且有意識地執行每個動作細節。但一旦運動模式儲存在大腦的網絡中之後，就像是刻在木板上，它就會自動執行。學習這種運動技能就是要將動作熟練到自動化，我們的大腦就會無意識地執行，無須特別注意操控。一旦大腦意識到身體在執行這些動作，反而會出錯或速度變慢，例如：在鍵盤上敲打文字。

大腦在我們不知不覺中一直在運行不同的程式，過濾進入大腦的龐大資訊，並試圖將所有新資訊和重要資訊正確歸類。所以說，我們的大腦裡設有一個小型的國家安全局。

大腦也可能同時啟動數個程式或網絡，以白熊實驗為例，大腦就同時運行兩個不同的程序。一個是啟動無意識的網絡，控制盡可能不要出現禁止去想的想法。另一個則是有意識執行的程式，當控制程式通知它禁止去想的想法出現，它就會立即進行壓制。

圖像記憶模式識別和網絡：我們可以將模式識別、模型和網絡想像成水族館裡的預設路徑。或許魚兒是因爲那裡的水溫比較舒適或水流比較急，所以會沿著路徑游。在流水的帶動下，魚兒不需要出力，只要隨波逐流就能前進。我們的大腦也會鋪路，並建構網絡，使用起來才方便。

於是，無意識進行的網絡一直在處理禁止想的想法，禁止想的想法有時一時不查也會跳入意識之中。只有一種方法可以解決這種兩難困境：就是用其他想法來取代這個禁止的想法，心理學稱之為「轉移注意力」[15]。例如：如果我們不希望想到巧克力，所以每當腦海裡浮現巧克力的想法時，就想溜冰鞋，或可以用吃剩的蘋果取而代之。如果可以訓練自己自動想到轉移注意力的圖像，以後要改掉壞習慣就簡單多了。

你有受控於既定模式的情況嗎？我以前出門在外時，常把手上的東西隨手丟在眼前的任何地方，例如：把水壺放在書報攤的櫃台上、結帳時把雜誌放在櫃台前的糖果堆上、手機暫放在銀行櫃台上或錢包放在車頂上等等，於是水瓶、雜誌、手機、錢包全都離我而去。

所以現在我養成了出門在外時不再將任何東西隨手一丟的習慣。如果你也有這樣的行為模式，可要特別注意，或至少不要將手機或貴重物品隨手亂丟，否則你很快就會真的弄丟它們。想要改掉壞習慣，就必須先意識到壞習慣的存在，然後也要具備有意識地想改變的意願。

第三：潛意識如影隨形

我們剛剛瞭解的模式中有很多都是在無意識中發生的。我們雖然知道，我們對大腦的存取權有限，特別是與產生想法的大腦區域沒有意識關係。然而，對於潛意識對我們的影響究竟有多大，我們則是完全沒有概念。在佛洛伊德提出的本我、自我和超我的競爭共同體概念中，其中理性思考的自我，在本我、人類驅動力和超我的道德和價值觀之間進行調解，雖然現今多數認知心理學家不贊同這個概念，但人們普遍認為，我們的行為有很大一部份是在無意識之中決定的。潛意識中有些過程的觸發速度比我們的意識快了一些，因此主宰我們行為的不單是我們的意識，共同主宰者的潛意識也是幕後推手之一。

數十年來，心理學家使用了兩套不同的系統來說明這個現象。美國心理學家丹尼爾．康納曼（Daniel Kahneman）採用由基思．斯坦諾維奇（Keith Stanovich）和理查．韋斯特（Richard West）兩位同事導入的專有名詞，即「系統一」和「系統二」，將思維模式分成快速、無意識、情緒化和緩慢、深思熟慮、有意識的兩種思維模式。根據丹尼爾．康納曼的理論，系統一的運作「自動和快速，基本上毫不費力，且無須意志控制」[16]。它是衝動、主動的，由感覺決定，例如：我們會自動往突發聲響的方向轉頭或不加思索就知道2＋3等於多少。而系統二則會「將注意力集中在費神的心理活動上（……），往往伴隨著行為主體的主觀體驗、決定自由度和專注力」[17]。例如：系統二會在我們必須解決複雜的乘法題目時啟動。

系統一會持續運作，具備龐大產能，會突然浮現靈光乍現的問題解決方法。認知科學也有「由下而上」的概念，因為相關的神經迴路位於大腦最早進化的較低層區域，也就是大腦最上方的皮質層下方。系統一運作時，會從下方開始通報，告知上方的皮質層或由它進行參與，因此稱之「由下而上」。同理也有由上而下活動的系統二，主要由皮質層開始發動。如此一來，皮質層至少能監控下方運作的程序，以及指定這些程序該進行的方向。

對於系統一所歸屬的無意識程序，我們沒有直接影響力，因為無意識程序的進行沒有我們參與的餘地。當我們不慎觸摸到熱鍋，還來不及轉頭看，手就已經從鍋子上頭抽開了。當我們在馬路上騎單車，突然路旁車庫衝出一輛汽車，在意識到那輛車之前，我們就已經煞車了，無意識反應的敏捷度是意識所遠遠不及的。

這種處理方法的另一大優點就是節能。相較於熟練或自動化執行流程，大腦必須為有意識的動作程序提供明顯更多的能量。例如：一九九二年的一項研究結果顯示，[18]我們第一次玩俄羅斯方塊電腦遊戲時，大腦耗費很大的能量，才能有意識地記住遊戲中的模式和結構。經過數星期練習後，大腦能量消耗降到只剩原消耗量的一小部分。正電子斷層掃描（PET）的圖像顯示，在開始學習程序之初，大腦呈現出所有可能顏色與許多紅色區域的相互作用，表示消耗極高的能量。在經過一定程度的練習階段後，圖像顏色顯示轉為藍色、綠色和灰色，表示能量消耗降低。大腦運用了自動化的「技巧」，並針對處理特定任務量身打造了特殊網絡。於是，我們一開始很有意識且必須花費很多心力執行的動作和細節，後來全改為由下而上的迴路接手。

當我們有意識思考某問題時，系統二會以某種方式下指令給系統一，藉此等於強迫它協助處理該問題。因為當新想法或靈光乍現的靈感出現時，雖然我們總以為那是天外飛來一筆，其實不然。很有可能大腦中的無意識結構和「由下而上」的迴路早已琢磨該問題多時、甚至數星期，期間不斷收集資訊、重新組合，再經過無數次的重新調整。例如：我之前花了好幾個月的時間一直在思索如何用新的譬喻來說明大腦，好讓讀者更容易理解大腦的運作原理。我很快就決定要用動物的畫面來做比喻，但後來我又考慮到底該選擇圖書館或馬戲團來說明大腦，期間我一直在腦裡拼湊著不同的可能性。有一次我搭火車從柏林前往慕尼黑，窗外一片遼闊的昏暗景色呼嘯而過，正當我眼睛死盯著筆電螢幕之際，

圖像記憶「由下而上」和「由上而下」系統：水族館的觀賞視窗就是魚兒的舞台，代表我們的意識。台上的魚兒認爲自己就是水族館的明星，扮演主角的角色。但許多魚兒忘記了，舞台的後方還有數十億隻其他魚兒專注在自己的工作，好讓前台的表演秀可以完滿進行。

如何離開這裡？

我那張有很多抽屜的一九七〇年代老書桌上推滿了書籍、雜誌和專業文章，眼前有關資訊氾濫的議題還有數千張五顏六色的索引卡。這個議題太複雜了，我提不起勁來整理，心想今天一開始是不是應該先來做些比較有生產力的工作，例如：回覆電子郵件。大約半小時後，我打開搜尋引擎，想在網路上搜尋其他的資訊。我的手很自動地點了一下臉書，後來手機響起。邊講電話，我邊打開《線上明鏡雜誌》（*Spiegel online*），飛快地瀏覽了薩沙．羅寶（Sascha Lobo）的最新文章和最新新聞。

重新回到搜尋引擎搜尋關鍵字「資訊氾濫」，竟然出現約四十七萬六千項搜尋結果。哇！一想到這麼多資訊，我的腿就軟了。閱讀了幾篇充滿大量新資訊的文章後，我的頭感覺好似重重地撞上玻璃，眼冒金星。網路的資訊氾濫不僅以大量的文章來表現，還充斥著大量的視覺刺激。上網時螢幕上下左右五顏六色的圖片著實令人眼花撩亂，實在很難將目光從湯姆．克魯斯（Tom Cruise）的新電影預告和十公尺鯨魚文章上抽離，轉而專注在旁邊的重要資訊上。對我來說，網際網路就像個福袋，充滿驚喜，是迪士尼和快樂天堂的組合，到處閃耀著燦爛火花，無處不新奇。

我的思緒回到搜尋結果，隱約感到一股不安。我發現無法正確處理期間收到的大量資訊，於是我又跳回臉書，有點心不在焉地往下捲動滑鼠滾輪，瀏覽新發文：茱莉亞在咖啡廳，豔陽高照；奧利佛的同事在辦公司用彩帶布置奧利佛的生日驚喜；瑪麗娜和丹妮愛拉上傳了她們的午餐；緊接著出現最醜的「當日毛衣」，它的名字是「Eleonore」，繼續往下捲，哇，好扯喔！

眼看一個早上又要過去了，工作完全沒進度，只回覆了一些無關緊要的電子郵件、在網路上找了一會兒資料，但儘管只是如此，我已經頭昏眼花，感覺好像是忘了清空我的數位垃圾桶一般。闔上筆電吃午餐前，快速地查看我第一個電子郵件信箱的新聞，最近根本沒時間去看。當日熱門下方第三名是「燙熨襯衫」，第六名是敘利亞內戰，緊接著就是「十公尺長的鯨魚」。好吧，來吃午餐囉！

資訊氾濫的壓力

許多問卷調查結果顯示，我們每天檢查電子郵件約五十次、使用即時通訊軟體的頻率更高，此外每日約造訪四十個不同的網站，上班處理電子郵件的時間每週更高達二十個小增長的議題：「資訊會消耗接收者的專注力，因此資訊氾濫將導致注意力的貧瘠。」[24] 我們要以犧牲專注力為代價，來換取更多「讚」和滿足我們的好奇心和社會認同嗎？

工作記憶模型

各位一定聽過瞬時記憶、短時記憶和長時記憶，這是美國心理學家理查·阿特金森（Richard Atkinson）和理查·謝弗林（Richard Shiffrin）於一九六八年發表的三種記憶模式。但這個模式會讓人誤以為新學習的資訊從一個記憶區跳到下一個記憶區，最後被長期儲存起來。工作記憶模型最適合用來說明如何接收並儲存新知，該模式補充說明了阿特金森和謝弗林的記憶模式。

工作記憶模型是亞倫·巴德利（Alan D. Baddeley）和格雷厄姆·希奇（Graham J. Hitch）於一九七四年發表，是以大量實證研究為基礎。當我們需要暫時記住某事物時，就會使用工作記憶，例如：查詢電話號碼，但之後馬上又忘記。工作記憶是感官感知和長時記憶之間的介面，可儲存資訊數秒鐘，例如：記得對方剛剛說過的話，以進行相應的反應和回答。

工作記憶是由彼此獨立運作的系統所組成：語言資訊的語音迴路、圖像視覺空間寫生板和中央執行系統。[25]中央執行系統負責管控專注力，並協調透過語音迴路和視覺空間寫生板接收到的資訊。這套模型可以解釋為什麼我們記得剛聽到的一串字母，同時還能做數學題。但如果同時處理同類型的任務，很快就會嚐到失敗的苦果，例如：同時做兩道數學題或同時記住兩串字母。中央執行系統也有過濾器的功能，它只會將動作相關的資訊轉傳至長時記憶之中。巴德利於二〇〇〇年在這套工作記憶模型中加入一個也由中央執行系統監控的子結構：情節緩衝。情節緩衝是一個記憶體，可將另外兩個從屬系統的資訊整合成整體性的情節。

工作記憶的能與不能

執行以下任務時也需要工作記憶：閱讀以下數字，然後閉起眼睛，在腦海中根據大小排列：33、18、94、25。如何？辦得到嗎？

由於工作記憶的時間跨度極短，只有數秒鐘時間，大腦只有有限的認知能力可以處理資訊。它可以讓我們使用短暫儲存的內容來回憶、重新連結或處理。但如果之後不再使用這些資訊，就不會產生連結，它們也不會進入長時記憶，我們就會立即忘記它們。唯有觸動情感或在理性上留下深刻印象的內容，才會長遠留在我們的記憶之中。廣告看板上的美女笑容留在我們記憶中的時間，可能比麵包店的起司麵包廣告要久一些，至少如果我們正好還不餓的話。工作記憶不僅對儲存新資訊很重要，在開啟已學習過的資訊時也扮演重要角色，例如：複習功課的時候。

大腦不時需要短暫的閒置時間，來消化和處理剛接收到的資訊。因此，大腦偶爾會自動進入不活躍的狀態，藉此處理資訊以及將資訊從工作記憶移轉至長時記憶。各位一定有過這樣的經驗，在專心工作九十到一百二十分鐘後，大腦無法再吸收任何資訊，需要一點「放空」。即使專心工作，但偶爾也會短暫「出神」。

美國心理學家喬治・米勒（George A. Miller）早在一九五六年就在心理學領域最具影響力的《心理學評論》（*Psychological Review*）雜誌上發表「神奇數字七」理論，[26]這篇文章迄今是心理學領域被引用次數最多的文章之一。米勒認為一個人在一段時間內可同時記憶七個單位加減兩個單位的資訊，亦即五到九個單位。但又稱「組塊」（chunks）的資訊單位並未明確定義，米勒所謂的單位包括數字、字節、單詞或字母等有意義的單位。他的研究也證實，我們可以透過將資訊「集群」（Cluster）的方式記住更多資訊，否則那些記憶大賽的優勝者根本不可能創造如此令人稱奇的成績。

美國心理學家尼爾森・考恩（Nelson Cowan）以批判的角度深入分析米勒的神奇數字七理論，並於二〇〇一年透過在哥倫比亞密蘇里大學（University of Missouri in Columbia）所進行的研究證實，人在兩秒鐘內只能同時記住三至四個資訊單位。[27]顯然我們的短時記憶容量很有限，只有三至四個資訊單位！聽起來真的很少。但這也解釋了，四組數字或八個數字真的很難記，我第一次試也沒成功。原則上記住四個數字或四個短單詞或許沒問題，但如果是類似：Rekonvaleszenz（逐漸康復）、lombardieren（抵押貸款）、reussieren（達到目的）和Anatidaephobie（鴨科恐懼症）等艱澀的詞彙，真的也只能舉白旗投降了。[28]

但我們有時也會看到幾隻魚兒共舞，群舞的範圍增加，我們可以記住約七組的群舞畫面。這是因為我們會將資訊連結，稱之為集群。魚兒度過了一個有趣的舞蹈之夜。

圖像記憶工作記憶：讓我們再回到水族箱前舒適的電影院沙發上，再仔細觀看這個金光閃閃的水族觀賞窗。在這個能窺看自己想法的觀賞窗前，不像我們一開始以爲的會同時出現很多隻魚，其實頂多只能看到完整的三到四隻魚，九隻就已經是極限了。沒有空間可以容納更多資訊、想法、單詞或數字。如果還有更多魚兒想要同時亮相，可能就無法看到完整的魚了。

工作記憶運作的干擾因素

在資訊氾濫的現代社會，大腦的休眠時間越來越短，頻率也越來越少，因為我們在工作期間也經常聊天、上推特或臉書，還不時做決定，要「按讚」嗎？要不要點擊這篇文章或連結？想瞭解更多有關十公尺鯨魚的資訊嗎？上網時，我們經常接收到重要性不一的新資訊，這些資訊也會佔用工作記憶的資源，減少大腦可以休息的時間，甚至還可能增加大腦的混亂。

但大腦的「修復」階段降低到多大程度才會導致工作記憶過載，大腦研究的各方看法對此目前尚無共識。因此，我們可能沒有時間可以處理資料、將剛接收的資訊歸類並轉傳到長時記憶，導致這些資訊就此流失，因為光接收資訊或偶爾查閱事實還不算是完整的學習過程。就連電視節目也會誤導我們自欺欺人，誤以為看過了就會了。記者暨政治人物君特・高斯（Gunter Gaus）說過相關的名言：「眼見並非認知，只是錯覺。」[29]如果新接收的資訊未與既有知識連結，很快就會被我們遺忘。但這也可能是好事一樁，就像「當日最醜毛衣」，但不一定每次都如此。此外，智慧型手機也會提供新資訊，又再次剝奪了工作記憶的重要「閒置時間」。

如果你經常在上班期間藉由瀏覽新聞網頁來轉移注意力，或在路途上隨意瀏覽網頁當作短暫休息，請務必有意識地觀察，這種「毫不費力」的閱讀是否真能帶來轉移注意力、休息或充電的效果。

附記：科技進步真能讓人變聰明嗎？

上個世紀的科技飛速進步有讓人類變聰明嗎？美國政治學家暨智商研究學者詹姆斯・弗林（James R. Flynn）已經證實，人類的平均智商在這段期間確實逐步增加，這種現象稱之為「弗林效應」，但他並不認為以前的人比較笨。上一個世紀，人類適應了經濟和社會的變遷，他們的思維世界也隨之改變。因此我們現在才有能力進行更抽象和更邏輯性的思考，這也是ＩＱ測驗的重點所在。

但弗林本人認為具備質疑能力、不接受理所當然的批判性智力，比他所研究的智商更為重要。此外，根據他的看法，我們正處於一個轉折點上，因為大腦每日的資訊刺激氾濫程度已達到極限，因此根據弗林的理論，人類的ＩＱ往後數十年將不會再增加。[30]然而未來的事，不得而知。

以目標爲導向的方式處理資訊氾濫

資訊科技的發展不僅在於速度增加，也新增了大量新的通訊模式。但同時，網站的操作也越來越直覺性。針對資訊爆炸和隨時待命狀態的現象出現了許多批評的聲音，員工抱怨專注力受到干擾，數位痴呆症或拖延症（即所謂的慢性拖延症，我很瞭解）正是這個時代的趨勢新秀。

對現代人而言，被大量資訊淹沒的感覺早已不是新鮮事。我們不可能知道所有資訊：即便讀遍古埃及亞歷山大圖書館的五十萬卷書可能也要耗上七十幾年。美國通訊科學家克萊．雪基（Clay Shirky）和一名ＩＢＭ員工不久前粗略估算出，以所有語言在維基百科上撰寫世界上的所有知識約需耗時一億個小時。一個人即便一天二十四小時都在閱讀，窮其一生也無法完全讀完。但美國的電視觀眾單一個週末光看廣告的時間就高達足以完成維基百科撰寫的一億個小時。[31]既然科技不會停止發展，我們不該被資訊淹沒，而是應該學習如何善用資訊——亦即不要浪費太多時間，盡可能有效運用。

每天應付大量湧進的電子郵件還有另一個問題，這個問題大家一定都有切身之痛。我們不僅要處理大量的郵件，問題是有時候太晚回覆或根本沒回覆。此外，我還會不時中斷手上的工作，因為我很好奇，想馬上知道信件的內容。電子郵件就像驚奇蛋，但只有巧克力外殼，裡頭沒有小玩具。我也常想，是不是應該立刻回覆郵件或是應該繼續進行手上做到一半的工作。

最近發現自己很容易分心，即使和好朋友共進晚餐，也常發現自己的目光不時偷偷地往手機方向游移，就連工作時也比以前不專心。《當我上網時，我是誰》（*Wer bin ich, wenn ich online bin*，暫譯）的作者尼古拉斯．卡爾（Nicholas Carr）這麼描述自己工作方式的變化：「我曾經是詞海中的潛水運動員，如今我像是騎著水上摩托車急馳在海平面上的傢伙。」[32]如何更有意識地設定工作的優先順序，先處理電子郵件會比較好嗎？

備用能量不是無限的！

一大早坐在書桌前，先檢查電子郵件，其中幾封信我已經知道了，因為吃完早餐就在手機上看到信件。相較於自動化程序或諸如：開車或洗碗等例行性工作，大腦在執行有意識的精神活動時會消耗更多的能量。可惜回覆電子郵件不屬於前者，畢竟電子郵件有不同的內容和屬性，回覆時必須做很多決定，部分郵件還包含一些老問題：回覆？轉發？副件給誰？他們想從我這裡得到什麼答案？我該怎麼回答？等等……每天早上處理電子郵件會不會已經用掉我的指揮中心太多資源了？為了提升未來的工作效率，我們應該瞭解大腦的運作流程。

再來看看前額葉皮質的運作原理，還記得之前提到的德州珊瑚魚嗎？它屬於大腦的一部份，負責設定目標和解決問題的過程，也就是我們日常工作上必備的能力。但大腦在進行有意識的精神活動時，還有其他很多大腦區域參與其中，它們會互相溝通，以產生想法或做出決定。即便大腦很自私，但它也只會基於健康需求，而不會為了過度的認知行為而不斷索取能量。因此，我們在專心工作後會感到精疲力竭，像極了沒電的玩具汽車，雖然還能緩慢前進、閃閃小車燈，但已經失去動力。還好，經過適當的休息或輕鬆享用午餐後，就能再度恢復精力，準備好再次向前衝刺。

有意識的精神活動可以想像成所有魚兒聚集在觀賞窗前呈現美妙的芭蕾舞隊形，德州珊瑚魚當然也在隊伍之中。水族箱在魚兒表演時燈火通明，每隻魚的模樣都非常清楚，在最佳燈光的陪襯之下散發著光芒。

圖像記憶有意識的精神活動：很多魚在水族箱裡游來游去，每一隻魚都代表一種精神活動。魚兒夢寐以求並樂於其中的聚光燈，則代表我們每日限量供應的能量。

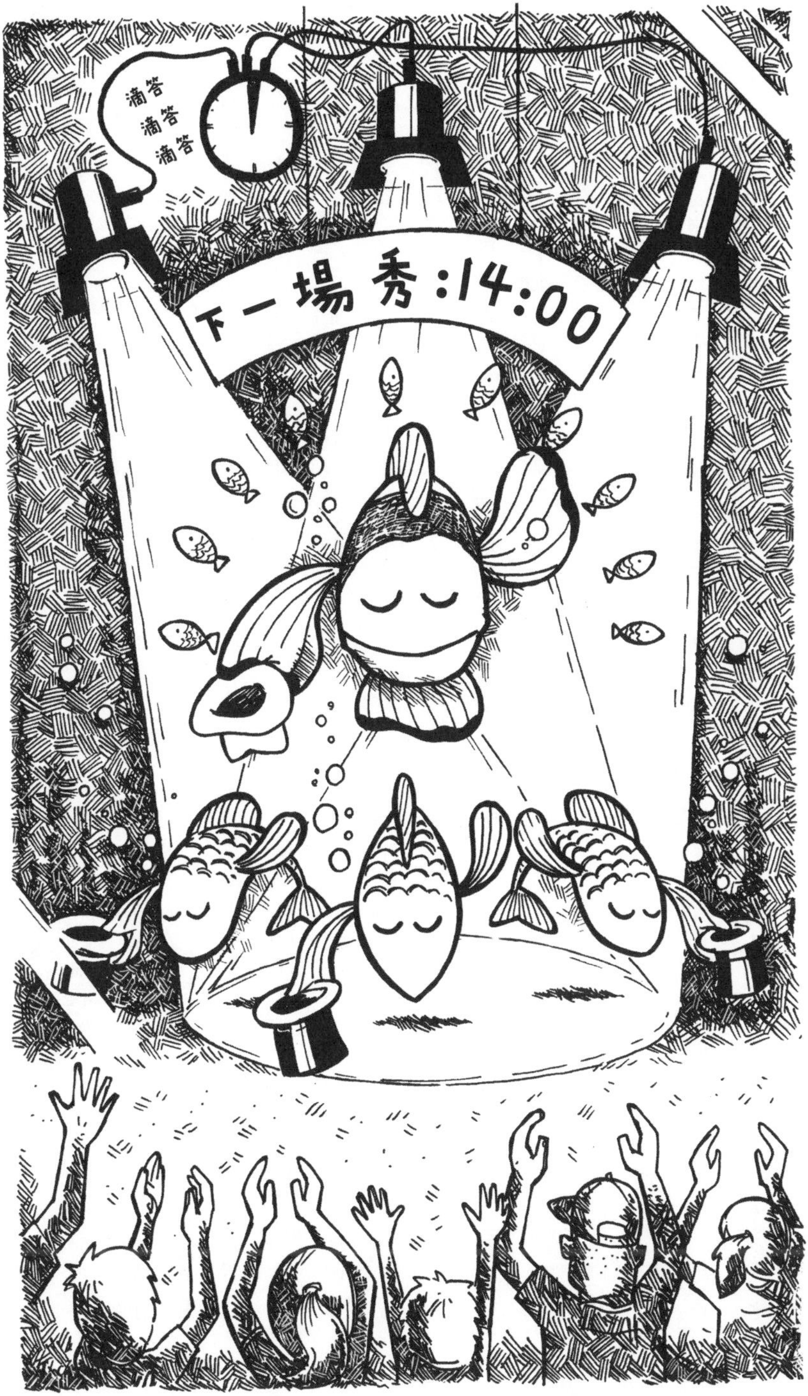
滴答
滴答
滴答
下一場秀:14:00

由於每天都有好幾場大秀，所有必須妥善做好能量管理，才能完滿地表演到最後一場秀。因此，表演時聚光燈才會全開，電池在使用後會重新充電，因為表演可不能開天窗啊！

我們每天上班時必須完成多少場大型「秀」，取決於職務而定。一場秀可能是會議前的準備工作、手冊製作、製作報價單或回覆重要郵件等。有時或許只需要負責重要任務的一部份，即使只有一場秀，也必須專心完成它。每天必須完成大多不那麼重要的電子郵件和任務其實不算是秀，頂多只是加演曲目——但我卻常以它們作為一天工作日的開始。

如果我們一大早就以大量的資訊和不重要的決定開始我們的一天，等於將大部分的能量浪費在對工作不是那麼重要的事務上。我們應該將工作效率最高的上午有意識地用在當日最重要的任務上，即真正的大型主秀上，特別是優先程度最高的工作。但如果你工作效率最高的時段晚一點，請適當地調整：先處理零碎的小事，然後再大顯身手。

回顧過去，我今天上午原本設定撰寫本章節一或兩小節的目標，如果能更有意識地運用大腦，一定可以輕鬆達標。首先先思考有哪些任務待處理，就能理出明確的脈絡：開始搜尋本章節的資料前先快速查閱電子郵件，標示郵件的重要性或急迫性；關閉新郵件的通知功能、手機切換靜音，專心搜尋資料、設定小節段落結構的核心要點；短暫休息，最後在正式撰寫前回覆重要的電子郵件。手機已經設為靜音，所以不會有電話干擾，稍後休息時或工作完成後再回電。

關掉手機，不要立即查看電子郵件，你覺得辦不到嗎？問問自己，如果晚半小時或一小時查看電子郵件，會怎麼樣。會發生什麼事嗎？應該不多吧！我們偶爾也需要不受干擾的離線時間，不要一直處於別人可以輕易找到自己的狀態！至少一天一小時，讓自己可以靜心地專注在當下的工作上。各位也可以試著整合通電話的時間或設定在同一時段處理來電或回電。因為我們已經知道，處理按照模式進行的例行性任務，大腦的運作最節能。我們也可以嘗試有意識地擺脫資訊氾濫的狀態，偶爾做一些與螢幕和鍵盤無關的事物。也不是要大家馬上就去摺紙飛機啦……最重要的是，無時無刻瀏覽新聞網站或在螢幕上飛快捲動文字可能會耗費大腦很多能量；如果可以安靜地閱讀一篇重要文章，偶爾也有紓壓的效果。但是否有必要完全捨棄任何媒體或收音機和電視新聞，就像《思考的藝術》（*Kunst des klaren Denkens*，暫譯）這本暢銷書的作者魯爾夫．杜伯里（Rolf Dobelli）所做的那樣？杜伯里認為，捨棄這些新聞讓他有時間可以關注對自己真正重要的事物，因為新聞只是表面上的火光，無法提供足以瞭解世界的重要關連性。[33]

這個問題的答案必須由自己決定。我在寫這本書的過程中，重拾了對書籍的熱愛，現在和書籍以及網際網路之間譜出一段三角戀。但最重要的事一直沒變，我們應該有意識地思考，何時該善用數位時代的優點、何時該捨棄。

附記：我與電子郵件的新關係

處理電子郵件並沒有一般適用的方法，但新方法絕對值得一試。最重要的是，找出適合自己工作方式的電子郵件處理系統，不僅能提高工作效率，又能掌握新訊息。現在的電子郵件程式備有多種實用功能，例如：聰明的電子郵件資料夾或設定電子郵件歸類的方式。

自我測試：一直以來，我總認為電子郵件歸檔只是浪費時間，一直到同事看到我的收件匣裡有二千三百八十四封未讀郵件後，嘲笑了我至少三分鐘，苦口婆心地教育了我一番，我才認真地開始思考我的「不ＯＫ郵件系統」。

現在我已經開始執行「收件匣歸類」計畫，期間還找到了非常實用的歸檔規則，可以將無聊的新聞直接移至「無聊新聞」資料夾，不會再塞爆收件匣。無聊的時候，就可以直接從那個資料夾找出來閱讀，它們再也別想在收件匣裡遮住我看到重要郵件的目光。這種歸檔規則也很容易設定，各位一定比我聰明，想必早就知道、也早已使用這類郵件處理方法多時了吧！我建議不只使用資料夾，還可以運用旗幟、顏色、篩選以及所有其他功能來處理郵件。如此一來，重要和待處理郵件一目了然。現在，我的收件匣裡沒有未讀郵件，我感到自豪，感覺神清氣爽。例如：執行中的計畫排在資料夾結構的最上方，我還設了一個「已完成」資料夾，我把所有不再需要、但不想刪除的電子郵件全移到這個資料夾。各位如果還需要更多歸納靈感，網路上有很多如何分類郵件的部落客文章、影片和建議，不妨找找看。

每個人都不一樣，如何擺脫資訊氾濫，我們需要適合自己的方法。文化科學家馬丁·施萊辛格（Martin Schlesinger）和馬呂烏斯·博徹（Marius Bottcher）在他們的《奧德賽與短程交通》（*Odyssee und Nahverkehr*）紀錄片中，也以假設識別成功書寫程序的模式和結構為前提，探討成功教授們的工作方式。事實證明，每位教授都有一套屬於自己的方法和策略，布置工作位置的方式也因人而異：有些教授喜歡混亂，有些則偏好井然有序。

自由工作者也可以仿效薩沙·羅寶的作法，輕鬆完成回覆電子郵件的工作。他在他的個人主頁上特別通告，並請讀者們理解，他無法一一回覆有關專訪、論文和特約邀稿等問題、問卷調查或合作的詢問。我特別試了一下，他真的沒有回覆。但這也難怪，否則他就是網路的媒體發言人了。另外還有一位社會學家也這麼做，她甚至還是資訊氾濫議題的專家，真的是好方法！只可惜，這方法並非適用所有工作。

社群網站和大腦

我們下班後也常喜歡掛在網上，回顧一下自己去年特別美妙的時刻，記憶中湧現的是與朋友和家人共度的時刻？抑或令人久久難以忘懷的臉書或推特發文？

雖然對其他人的現況和動向略有所聞，當然是好事，社群網路獨具魅力，但它們就像「名氣」一般，也是一種幻象。它們會讓人誤以為自己新增了許多好友，但這些朋友大多只是點頭之交，甚至有些根本不認識。

在進化歷程上，人是群居的動物，必須與他人交流。長期研究人類渴望被認同的德國神經生物學家約阿亨．鮑爾（Joachim Bauer）表示，近來許多研究結果顯示：「最激勵人心的莫過於被他人看見以及被社會認同。」[34]與朋友相聚時，我們的獎勵系統便會啟動，因為該系統會對攸關我們生存的一切進行反應，並將這些視為「值得嘉獎」的資訊。我們渴望成為某個團體的一部份，而社群網路正好能讓很多人感受到這種歸屬感。這就是為什麼我們的獎勵系統總會為別人對我們在臉書上發表的連結、照片和動態訊息的「按讚」為之瘋狂，殊不知這種認同僅止於表面而已。

有些理論認為，哺乳動物的集群實力取決於大腦額葉大小，我們的大腦是為集結約一百五十個人的社交網絡所設計，難怪太多人名我們記不得，或許太多朋友對只有一顆大腦的人類而言已經不堪負載。

但只要我們在實體生活中擁有正常的社交生活，那享受虛擬「按讚」的快樂一點也不為過。總之，不要因為過度使用社群網路，反而錯過現實生活的美好。

我們從中學到什麼？以規律化因應資訊氾濫？

我們在第二章說過，大腦隨時可以形成新模式，這或許也有助於使用媒體嗎？記者兼德國柏林福音派新聞學院院長奧斯卡．蒂芬塔爾（Oscar Tiefenthal）認為，應該將每日媒體使用模式規律化，也就是說僅於特定時段使用所選的新聞網頁和社群媒體，例如：上、下午各一次等等。這是兼具善用現有資訊資源優點，並同時控制資訊氾濫的好方法。各位可以自行設定每日的流程：例如：工作前短暫瀏覽推特、收聽收音機或閱讀日報的新聞提要。中午前再瀏覽一次社群網路上的新發文，或許再瞧瞧一、兩份報紙內容或相關線上網頁，最後再造訪與工作相關的新聞網頁。讓大腦在午休時間消化上午讀取的資訊，也可以和同事討論剛發生的最新時事。如果可以將例行性的媒體使用限制在每日一或兩次，就能確實掌控和善用媒體和資訊。

如果你還沒設定每日使用媒體的時段，也可以將待查的資訊記在筆記本上，稍後再上網搜尋。這樣就不會讓大腦一直短暫分心，晚一點就有充分時間可以專注在一個議題上。

其他有關因應資訊氾濫的啟發、建議和工具，各位也可以找找部落客的文章，例如：記者兼作者克里斯多福·寇赫（Christoph Koch）網頁上的「媒體選單」（Medien-Menü）。

或許我們正處於線性思考轉換到「網絡思考」的過渡期。通訊科學家和部落客菲利普·戴維斯（Philip Davis）形容這種發展：「網際網路或許把我變成沒有耐性的讀者，但我相信，網路在很多方面讓我變聰明了。它擴增了我接觸到更多資訊、人類文明產物和其他人的管道，亦即更多會影響到我的想法的外在因素，因此也影響到我的寫作。」[35]

自我測試：好奇心使然，我想知道自己如果一星期完全不瀏覽任何新聞網頁會怎樣。告訴各位，結果出乎意料地令我滿意。一開始真的很難，我必須一直抵擋手指自動打開新聞網頁的衝動，但稍加自律很快就能轉移這個想法。第二天發現，寫這本書時的感覺更輕鬆了。我有更多時間可以工作，透過與人對話和觀看特例保留的《Tagesschau》每日新聞提要，對時事仍有最低限度的瞭解。我感覺接收到的資訊變少了，但大腦的混亂程度也降低了。可以靜心消化資訊，且反思的時間增加了，毫無疑問地，這次的媒體禁慾實驗讓我深刻瞭解有意識地消費媒體新聞的重要性，建議大家也可以親自體驗看看，但如果你從事記者工作，就另當別論了。

我現在工作時，當然偶爾還是會上上網，因為上網有時也是分散注意力的好方法，特別是當思緒打結的時候，但我不會再過度使用網路了。

雖然有了上述的親身體驗，我還是很容易分心。在寫這一章節的同時，還有一大堆其他工作有待處理。恐怕除了資訊氾濫以外還有其他因素干擾著我，因為我有時也很混亂，對啦——其實是因為懶惰，是大腦懶，不是我懶。應該要有更好的規劃才是，特別是這該死的時間！時間使勁地跑，我必須提高工作效率，否則這本書十年也寫不完。

本章概要

- 大腦每天可使用的能量有限。
- 工作記憶可同時記住七加減兩個單位的資訊，如果是艱難的資訊甚至只能記住約三個單詞或數字。
- 透過連結資訊（集群）的方式可增加大腦記住的資訊量。
- 設定優先順序，並在自己生產力最高的時段執行重要任務。大多數人早上的工作效率最高，但也不一定都是如此。
- 閱讀網路上的文章對大腦而言不一定是休息，也可能消耗更多能量。
- 大腦偶爾需要沒有電腦和手機的離線時間。

如何變聰明？

- 將使用媒體的時間規律化，避免被大量的新聞淹沒，例如：可將新聞網頁限制在所選的網頁上，且僅於每日特定時段才瀏覽該網頁。
- 建立有效率的工作模式：一天的開始先設定工作的優先順序，視類型而定，也可以在下班前設定下一個工作日的工作順序，此外也應設定自己的離線時間，至少偶爾一次。

- 整合工作，例如：一天固定只統一回覆電子郵件兩至三次。
- 電子郵件歸檔，讓收件匣一目了然。
- 取消不相關新聞網頁的訂閱。
- 工作約九十分鐘後短暫休息。
- 多多閱讀書籍，有益大腦。

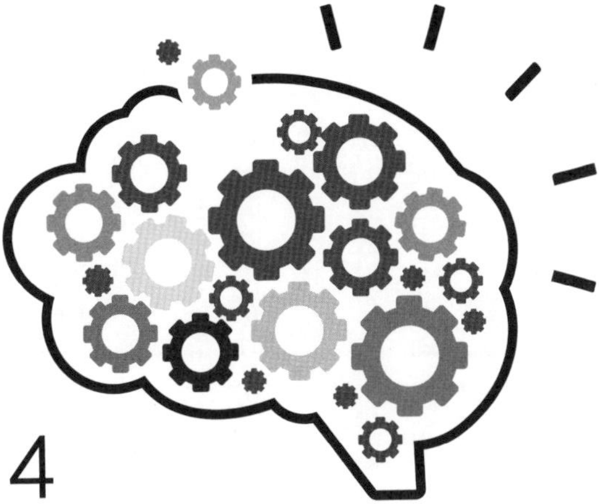

Chapter 4

提升效率？

一心多用到底好不好？

「想一次擁有全部，結果就是全都落空。」

德國科學家，格奧爾格·克里斯托夫·利希滕貝格
(Georg Christoph Lichtenberg)

都是一心多用惹的禍

我必須加速工作，或許同時處理好幾件工作就能提高效率吧！我以前也會邊做功課邊看電視，好吧，這或許就是我七年級差點被當的原因。但開會或與人對話時應該可以回覆電子郵件吧。反正我都可以一邊開車、一邊聊天了，為什麼不能一邊講話、一邊回覆郵件呢？或者同時寫兩個章節呢？

星期一，我坐在辦公室的書桌前，公司同事都去對面烏勒（Wulle）開的小餐館吃午餐了。我沒時間跟他們一樣可以好好吃頓飯！我只能苦笑，因為這本書的進度已經嚴重落後。醬汁從我手上的捲餅滴落到筆記型電腦前的盤子上。好吧，邊吃邊工作確實有點麻煩，還不如利用這時間回電給許久沒見的一位朋友。我把手機夾在耳朵上，眼神重新回到螢幕上，一邊大口吞嚥，一邊送給電話那頭的斯蒂菲（Steffi）一個飛吻，聽她講起她那落落長的搬家經過。這時我注意到一段重要文字，我想做點修改，於是我開始打字。斯蒂菲正講到搬家車的鑰匙從她手上掉到新家門前下水道的過程。在關閉文件時，我不小心把一封電子郵件草稿傳送了出去，糟糕，怎麼會發生這種事！懷著帶著絕望的希望，希望是我看錯了，我趕忙點開「寄件備份」資料夾，慘了，郵件確實已經寄出去了。現在，一封未完成的電子郵件飛進了無情且無法收回的網路世界裡，直達一位知名大腦研究學者的收件匣，我本有幾個問題想請教他。但我記得我只寫到：「尊敬的某某先生」，還好至少沒有錯別字，但願如此。耳朵裡還一直傳來斯蒂菲的聲音，她正呵呵大笑著，我趕忙告訴她今天晚上再打給她。接著點開那封寄件備份，上頭真的不是寫「尊敬的某某先生」，而是只有一個「尊」字。噢，不！雖然還不算太悲劇，可能還會有更糟的情況，但這也絕不是可以引以為豪的豐功偉業。看來一心多用好像也不是節省時間的好方法，我心想「不想再吃這可惡的捲餅了」，起身前往烏勒的小餐館。廚師好像也常一心多用……。

一心多用是現代人的必備技能嗎？

一心多用究竟是什麼意思？一心多用就是在特定時間內同時處理多項任務。一開始很理所當然，我們常同時做很多事情，也不覺得忙不過來：邊看電視邊吃飯、邊看報紙邊喝咖啡、邊開車邊聽音樂。我們已經知道，工作記憶有限，我們無法同時將數字相加或相除，或者左手寫報告，右手摺紙飛機。就連感官功能在某種程度上也是有限度的，我們雖然可以同時聽到多種聲音，但一次只能看一個畫面，除非從玻璃上看到疊影。

我們一次只能看一個畫面，大家一定是在視覺錯覺中發現的。例如：觀眾在同一幅畫上只能看到年輕女子的側臉或是戴頭巾的老太太，不可能同時看到兩者。

大腦在短時間內只能專注在單一內容上，工作記憶雖然可以暫存資訊一段時間，即電腦所說的背景作業，所以我們可以以極短的時間間隔交替進行不同的工作，但大腦必須不時來回切換，這需要極高的專注力，也無法維持太長時間，此外也必須經過練習。有一句匈牙利諺語說的很貼切：不要試圖一次抓兩隻兔子，否則終將兩手空空。

我們如何告訴大腦該做什麼？其實最主要的是我們的專注力會發給重要資訊進入大腦的「門票」，因為我們已經先將這些資料從大量的資訊中撈出來。至於誰負責記得該將聚光燈投射在哪些資訊上？就是工作記憶！但它的容量有限。

或許各位也有過這樣的經驗，倒車停車時習慣將音樂音量調小，有助於「看得更清楚」。因為大腦希望將擠進聚光燈內的幾隻負責聽覺的魚兒誘引到黑暗區域，騰出更多空間留給目前待處理的任務。

圖像記憶專注力：我們可以把專注力想像成聚光燈，我們有意識地將聚光燈投射在水族箱後方黑色舞台上的某處，也就是我們關注的表演秀上：可能是閃亮的金魚，也可能是美味的鯡魚。

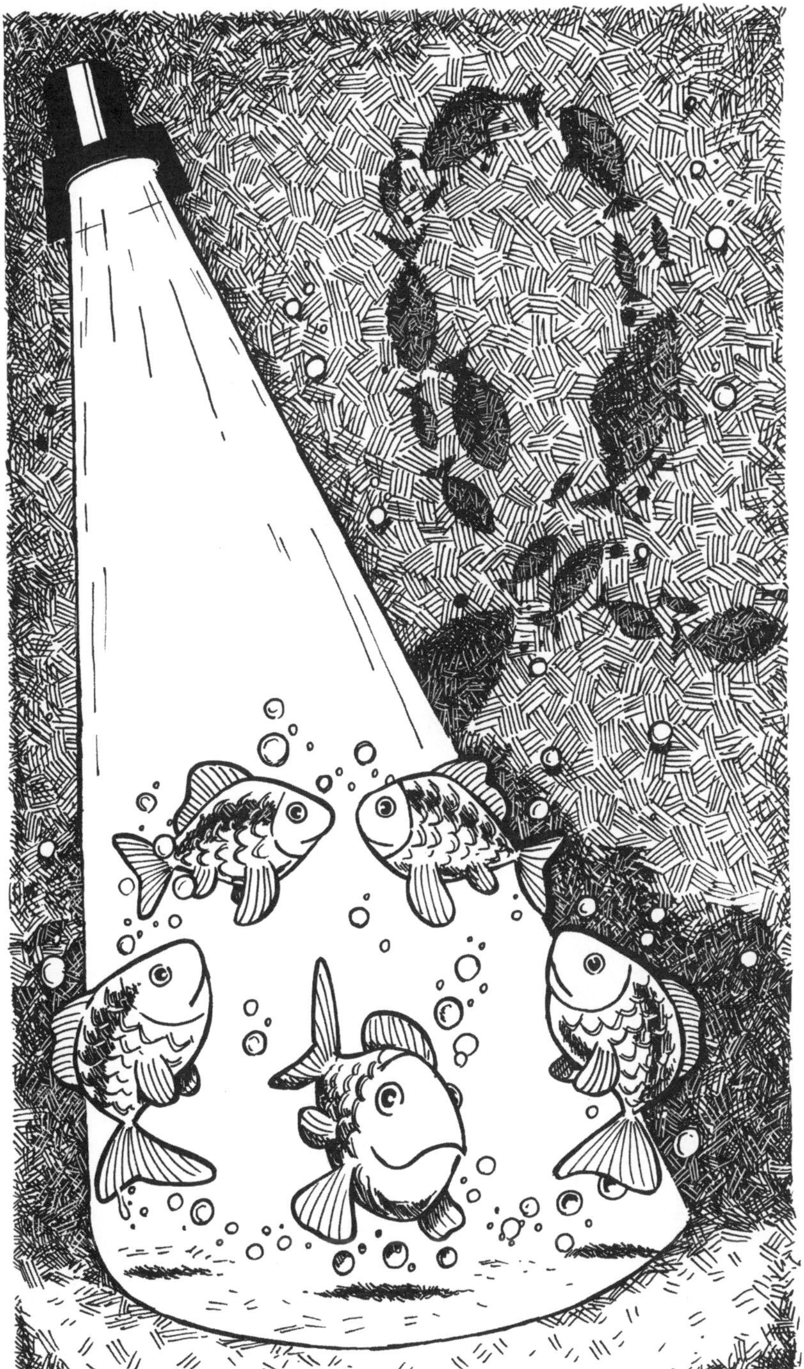

以上全是理論，但在現實工作中有很多職業需要同時專注於大量資訊。我想多瞭解這方面的資訊，於是我訪問了前機場領航員暨訓練員，現任德國空中交通控制的媒體發言人阿克塞爾．拉布（Axel Raab）。機場領航員不僅要隨時監看布滿班機資訊的雷達螢幕，天氣惡劣時還要加上氣象雷達圖，期間還要和機長以及其他領航員通訊，不僅如此還必須同時輸入資料。此外，也有可能同時發生多架班機時間變更，或是已有飛行員從飛機上通報要求對話，但同時還必須與其他飛機透過電話進行協調的狀況。他們的大腦必須同時處理多項任務，這種一心多用的能力肯定是嚴格和漫長訓練的成果。

各位一定也發現：要勝任機場領航員的工作，必須具備專注和一心多用的天分。阿克塞爾．拉布認為，這種能力是與生俱來的。透過訓練確實可能提升一心多用的能力，但在進行訓練前，學員天生就必須在這兩方面具備優秀的潛力。因此，機場領航員只能參加一次能力測試，沒過就永無機會了！

但不是只有機場領航員需要這些能力。拜科技之賜，我們其他人在工作時隨時處於待命狀態，也常陷入必須一心多用的緊張情況：接電話、不斷收到同事的訊息或客戶的電子郵件，因此工作量和處理速度都大幅增加。我也好希望有一個領航員可以幫我協調所有事情，但我們必須自己上場！

一心多用對智力和工作效率的影響？

即便我們認為自己同時在處理多項事物，但實際上，大腦是在工作之間來回切換，因為切換瞬間完成，所以我們會以為是同時進行。研究結果證實，大腦來回切換會產生切換成本或說代價：例如：不準確或反應遲緩等現象，其中甚至有些非常明顯，特別是在處理不喜歡的工作時。但不僅於此，例如：美國鹽湖城（Salt Lake City）猶他大學（Utah-University）心理學系所做的研究證實，邊開車邊講電話的反應能力明顯下降，即使使用免持裝置也是一樣，相當於血液中有千分之〇．八的酒精含量。[36]

二〇〇五年倫敦大學（University of London）做了一項有關員工工作負載的研究，結果發現員工長時間待命以及不斷書寫和回覆電子郵件和簡訊時，觀察期間他們的ＩＱ平均下降十％，下降比例比吸食大麻的第二組高出超過兩倍；而不需要處理電子郵件，也不吸食大麻的對照組智商表現最佳。[37]美國密西根大學（Universitat of Michigan）的神經科學家在另一項實驗中發現，輪流切換進行工作，而非依序完成工作的人的認知能力甚至會下降達二十％至四十％。[38]

此外，雖然女性對細節的敏感度比較高，但沒有任何研究可以證明，女性比較善於一心多用。

或許你（無論男女）自認為自己完全可以一心多用：參加電話會議的同時還可以瀏覽新聞網頁或寫電子郵件，當然沒問題。但一心多用有個問題：一心多用會影響我們的記憶能力。因為只有我們專注處理過的資訊才會被儲存在長時記憶中。也就是說，如果我們同時處理多項任務，那它們幾乎很快就會被遺忘。

如果要求電腦同時多工處理，就連電腦也會罷工：電腦會當機。所以我們不要要求大腦同時執行多項工作，偶爾有意識地注意一下自己一天當中連續花多少時間處理各種不同的工作。

讓潛意識爲我們工作！

或許我們可以善用自動化的動作，來提高工作速度和效率？還是以開車為例，大家應該都還記得我們上駕訓班第一堂課的情景，開車時必須同時執行好多工作：踩離合器、踩油門、排檔、注意路況、看後視鏡等等。現在學會開車後，這些動作變成了例行性動作，完全無須花費心思。這些全屬基底核的管轄範圍，基底核是大腦最早進化的區域之一，形成此名稱所屬核心區域的功能系統。基底核的功能非常複雜，我們至今還無法完全理解它們個別的運作原理。但它們在我們執行例行性動作時能提供完美的服務：我們操作新的DVD播放器前，會先翻閱操作說明。熟悉操作了以後，自然而然就會按下正確的按鈕。多次執行相同動作後，基底核就會將動作記住並內化成不經過大腦意識的例行性運動。

這種例行性動作和自動程序是由無意識運行的心理地圖所控制，因此可以空出大腦的容量，讓我們專注於新事物上。這也說明了，例如：我們剛開始玩電腦遊戲時只能慢慢進步，因為必須先使手部運動動作等特定能力自動化，然後才能再往上晉級。

所以大家可以試著將必須反覆執行的工作盡可能變成例行性動作，減輕工作記憶的負擔。例如：我們可以養成每天早上不受任何事物干擾、安靜工作一小時的習慣，或是一打開臉書，就立刻關掉臉書。

如果想要改掉壞習慣，就必須先找出觸發自動機制的刺激點。

圖像記憶基底核（Basalganglien）：想像你正在**市場**（德文的市場 **Basa**r 與基底核 **Basa**lganglien 字首相同），你經常在這裡買**鰻魚**（德文的鰻魚 **Aal** 與基底核 Bas**al**ganglien 部分字節相似），照例總是走同一條**通道**（德文的通道 Gang 與基底核 Basal**gang**lien 部分字節相似）。

例如：總是會在工作中時不時檢查電子郵件，首先自己必須先意識到這一點，並找出原因。或許自己的工作並不需要經常查看收件匣，或許檢查郵件的動作代表我們偶爾需要小小的休息時間。

依序慢慢來！

研究結果顯示，如果能專注在一件工作上，一個工作完成後再做另一個工作，有意識地進行工作，效率最高、速度最快。記憶的有限性會讓大腦保持清醒，神經學家克里斯蒂安·埃爾格（Christian E. Elger）說得很清楚：「只有潛意識有能力同時處理並解決數個問題，但意識辦不到。」[39]所以，基本上進行複雜的工作時如果一心多用是不可行的，因為工作品質將會慘不忍睹。

我只要一心多用，就會分心。多點覺察，肯定有百利而無一害。

本章概要

- 我們一次只能接收單一的意識內容。
- 「同時」處理多工的能力只能訓練到某一特定程度。
- 一心多用需要極高的專注力，無法達到節省時間的目的。
- 在工作上，只有在有其必要性時，一心多用才能帶來優點。
- 如果不時在複雜的不同議題之間跳來跳去，會產生「切換成本」，因爲大腦必須反覆地重新「思考」。

如何變聰明？

- 想要快速完成兩件工作，同時確保工作品質，唯一有效的方法就是依序完成這兩件工作。
- 將工作例行化，減輕大腦負擔，提升我們的精神容量。
- 如果必須經常來回交替處理不同的工作，請有意識地延長在同一件工作上的時間。

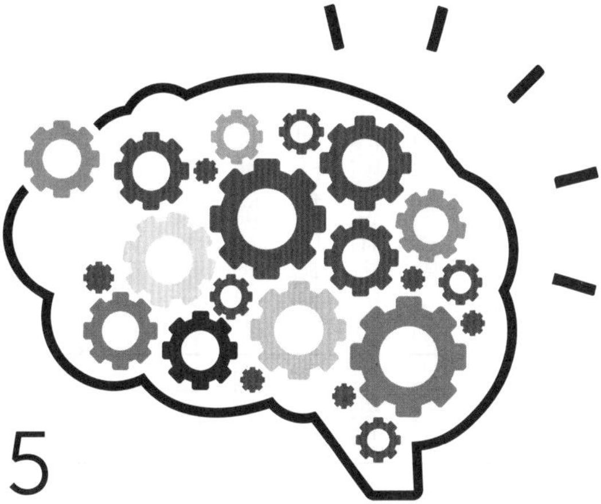

Chapter 5

學一下潛水吧！

意識與覺察

「覺察不難，難的是要不斷提醒自己覺察。」

英國認知研究學者，約翰・提斯代爾（John Teasdale）

訓練覺察

有意識地感受此刻當下，就是諸如冥想等覺察訓練的目標。嚴格來說，覺察就是有意識地純粹感受當下這個時刻，而且不立即做任何評價。讓所有的想法浮現，不壓抑，也不分析。藉此讓自己能拉開距離去觀察情況以及感覺，同時也與那個當下和生命有更多的連結。

這裡介紹一個很簡單的覺察練習：一隻手拿著一棵葡萄，先仔細觀察它，就能發現自己之前未曾注意到的許多細節。請注意，所有感官都要用上。把葡萄貼近耳朵旁或讓葡萄在手指之間滾動，有聽到什麼嗎？葡萄會發出聲音嗎？可能不會，但還是先仔細聆聽。再聞一聞，葡萄散發什麼氣味？重要的是專注並試著接收所有感官印象。接下來將葡萄放入口中，但先不要馬上吃下肚，而是先感受它的表面，然後再咬下，並注意咬下的那一刻是什麼感覺。試著描述所有感官傳達給自己的感受。各位也可以選擇葡萄乾或一小塊蘋果來練習，如果你想用巧克力，嗯……也是可以啦。總之，這就是訓練覺察的第一步。

使用這個方式就連討厭的洗碗工作也別有樂趣。觀察洗碗精變成了泡沫或美麗的小泡泡，或者欣賞小泡沫化身七彩霓虹閃光，又在瞬間破滅。有意識地感受每個情況，同時發現更多的細節，驚喜隨手可得！覺察本身非常迷人，特別是當自己親身體驗，也發現自己正在覺察時更是如此。

這個與佛教教義密不可分的概念，多年前就已經延伸至心理學和教育學領域，但我們至今對覺察的關注並不深，因為總覺得覺察覆蓋著一層奧秘的面紗。

美籍神經精神科醫生丹尼爾．席格（Daniel Siegel）在其著作《覺察的大腦》（*Das achtsame Gehirn*，暫譯）中說明了他對覺察的看法。他認為最重要的是，應盡可能經常感受新刺激，因為「大腦有發現新模式的自然衝動」，快速處理接收到的資訊，並立即將資訊歸類。[45]席格希望透過有意識地活在此刻當下，不時以新視角來感受自己的周遭環境，不受儲存在長時記憶中的基模影響，取得最新的世界觀。

或許各位能發展出最適合自己的覺察練習，將我們的覺察力投注在自己特別感興趣的領域。例如：將目光轉向出色的設計，仔細觀察四周環境，感受傑出設計和設計不良的家具、燈

圖像記憶「覺察」：現在來看看水族箱如何表示這種意識狀態。想像自己沒有穿戴潛水衣和氧氣瓶就潛入水族箱底部，想要就近觀察魚兒，也就是我們的想法，也想有意識地感受水箱裡的水溫。打開自己的所有感官，嚐嚐海水，鹹的嗎？有看到和聽見上升的小水泡嗎？水底有這麼多魚，是什麼氣味？喔，好吧，在水裡聞氣味，一定要有超能力吧！但用點想像力，應該也能辦到！

具、熱水器或雨傘等，想想看可以做什麼樣的設計變更或加入實用的功能，透過這個方式也能強化感知的敏銳度。

科學界的覺察和冥想

近來已有大量研究和調查，證實了覺察和冥想對我們整個有機體有著正面的影響力，意識此刻當下不僅會影響我們的生理，還能強化我們的心理素質以及與他人的相處能力。

其中一項重要的成果來自美國威斯康辛大學（University of Wisconsin）的神經科學家理查・戴維森（Richard Davidson）和其團隊所做的研究，他們利用功能核磁共振成像技術仔細研究佛教僧侶在冥想時的大腦活動。該研究受試者的冥想資歷介於十五至四十年，都有超過一萬至四萬個小時的冥想經驗，研究成果令人驚艷。冥想期間，所有僧侶大腦中的伽瑪波急遽增加，且冥想經驗最多的受試者伽瑪波最高。

伽瑪波代表極高精神活動和專注的狀態，同時也表示不同的大腦區域正在進行熱絡的交流。伽瑪波是最快速的大腦波，禪修者大腦中的伽瑪波協調性最佳。在非冥想的「普通」大腦中，當我們想到新想法的那一刻，伽瑪波的活動性最強。當靈光一閃、創意突現時，伽瑪波會釋放出大量的能量噴發，這種爆炸式的噴發瞬間從自己或甚至他人身上都能明顯感受到。

戴維森的對照組是由學生所組成，他們在初步瞭解冥想後經過一星期的練習，他們的伽瑪波也略微升高。這意謂著，我們可以透過冥想有意識地改變大腦，學習專注。

該項研究還顯示另一個有趣的面向：僧侶們也會冥想慈悲，此時左前額葉的活動明顯增加。美國心理學家丹尼爾・高爾曼（Daniel Goleman）早期的研究也證實，此大腦區域在休眠狀態時能量更強，特別是樂觀、精力充沛和非常熱情的人。反之，有負面情緒傾向、經常感到恐懼和沮喪的受試者，他們右前額葉的活動性比較強。僧侶左前額葉的大腦活動力明顯增加證實了慈悲和同理心也能激發愉悅和熱情的情緒，許多心理學研究也支持這一項研究結果，這些研究成果顯示，高度的生活滿意度主要與社會中的同理心和無私行為緊密連結。

戴維森甚至還和分子生物學家喬・卡巴金（Jon Kabat-Zinn）透過一項研究證明，經過三個月的冥想練習後，受試者前額葉的活動從右側移至左側，轉往正面情緒和好心情的方向。[46]還有其他研究證明，冥想也會影響我們的恐懼中心，進而降低壓力，此外還能因此提升學習能力和專注力。特別的是，覺察冥想能提高幸福感受，有助於減緩疼痛和沮喪的心情。所以可以預防負面情緒，也能降低其復發的風險。

覺察練習和冥想絕對是擺脫日常生活壓力的一種方法，因為透過覺察練習和冥想，壓力將不再是壓力。

透過覺察冥想紓壓

因緣際會下，我遇到了我寫這本書的貴人。那天晚上有八個演講人講述他們的特殊知識，期間我認識了覺察和冥想專家卡蒂雅．斯特岑巴赫（Katja Sterzenbach），她曾在緬甸的一個靜語修道院住了兩個月，每天的行程幾乎只有打坐和步行冥想，她同時號召一個隨行活動，為孤兒院募款。她的體驗和認知深深吸引我，我一度也考慮要馬上去那裡呆上兩個月，但不行，我可能太高估自己了。但我非常清楚，有機會我一定也要親自體驗冥想。

我一向對這類議題嗤之以鼻，那就不是坐在那裡，什麼也不做嗎？我還記得以前上宗教課時常做一種三分鐘不能說話的練習，三分鐘內抓到一群逃脫的鵝或許更容易些，而且當時我們的吵鬧聲更甚於那群呱呱叫又死命奔逃的鵝叫聲。這是我第一次有意識的靜語經驗，但冥想不僅僅只是不說話，更重要的是找到內在的平靜、與此刻當下連結，並感受所有進入腦海中的想法，然後最重要也是最精髓的是：再讓這些想法離開。因為冥想的目的在於覺察自己的呼吸，想法會自動浮現，但讓它們來了又走，不要評價，就像我們時不時去潛水一樣。

自我測試：我發現我家附近有冥想課程，不必大老遠跑到尼泊爾的修道院（我也不反對去尼泊爾，只是我想快點體驗）。一開始真的覺得很吃力，一直專注在呼吸上，我覺得有點無聊。但不久，我的想法改變了。以前練瑜珈時學過勝利（Ujjayi）呼吸法，這種呼吸法的聲音有點像是黑武士達斯．維德（Darth Vader）的喘息聲。我覺得這呼吸法很棒，因為做完後真的立即有紓壓的暢快感。[47]

勝利呼吸法的作法：先用鼻子吸氣，吐氣時像是剛喝完清涼飲料後發出一個中等音量的「哈」。這聲「哈」有點像是小孩大口吞嚥後的結語「哈」；各位也可以想像自己洗完熱水澡，對著起霧的浴室鏡子哈氣的聲音。重複數次，然後再閉上嘴巴，用鼻子吸氣，同時感覺和哈氣時在喉嚨根部相同的感覺，聲音聽起來有點像是睡覺時偶爾會發出的大聲喘息聲。這是該呼吸法的基本原則，但最好還是在專業指導下學習這個呼吸法！順道一提，我在瑜珈課第一次學習這種呼吸法時，我也沒學會，所以大家要對自己多點耐心。

上第三堂冥想課時，我發現自己發生了一些變化。做完冥想後，我馬上感到放鬆，稍加練習後，每個人都可以在數分鐘內通過冥想達到相同的效果！接下來的幾個星期，我覺得內在越來越平靜，也越來越放鬆，特別是在以前總倍感壓力的情況下。當然壓力不全然都消失了，我持續練習。每一次冥想課程會做三次二十五分鐘的冥想，共七十五分鐘只是坐著，什麼也不做！上冥想課前我根本撐不了那麼久。很難描述到底發生了什麼事，我只能說「內在的平靜」形容得很貼切。現在坐在計程車去火車站，即使快遲到了，大腦反應也和以前不一樣了，準確地說：更從容了。

當我們處於極度壓力之下時，時間從我們身邊飛逝而過。但現在不會這樣了，因為有了前幾次正向經驗後，我現在已經養成了幾乎每天冥想約十分鐘的習慣。每週三次，每次二十分鐘也就夠了。「倍感壓力」的情況不常出現了，只有必須快速處理很多事情的時候，才會感覺到壓力。我的思緒清晰，身體很放鬆，心率平穩，也不會有奇怪的感覺，都不會。一切都很正常，情緒也不會起伏不定，非常平和。各位應該也發現了：這種經驗真的很難描述，所以我建議大家親身體驗。

「對我有幫助？或對我沒用？這些都別想了，『坐』就對了。」[48]這句話源自於日本曹洞宗禪師澤木興道，也一語道中冥想的真諦。如果各位想立即知道冥想會帶來什麼變化，一直問道：「到底什麼時候會發生什麼？」——那可能要等更久才會感受到變化。根據我的經驗，至少要做四至五次冥想，才會真正有所體會。所以各位要耐心等待，況且你同時也在做有助於提升自己幸福感受、同理心、免疫系統的好事。如果可以持之以恆，並規律執行，冥想甚至還能預防失智。一開始可以先慢慢來，即便之後或許認為冥想真的不適合自己，但也一定要給它幾次機會。這時候我會問問自己：愛因斯坦會冥想嗎？如果他每天做幾次覺察練習，結果會是如何？愛因斯坦至少會透過彈奏小提琴的方式，讓自己進入一種類似前意識的狀態，所以我們也可以這麼做。但透過冥想能為自己帶來什麼呢？這個答案無論如何都值得親自去找出來：目的在於在倍感壓力的情況下不再感到壓力，為了這個目的，再辛苦也值得。

本章概要

- 我們至少有兩種意識狀態：一爲預設網絡，即讓思緒雲遊四海；二爲直接體驗模式，會帶領我們的思緒回到此刻當下。
- 覺察訓練和冥想對大腦和壓力感受具有正面影響力。
- 透過覺察可強化對自己和周遭環境的感受敏銳度，還有助於更專注在眞正重要的事物上。
- 冥想能帶來好心情、提高專注力和記憶力，降低恐懼和壓力，並能強化免疫系統。

如何變聰明？

- 訓練自我感知能力，例如：看手錶時也隨時注意自己當下的感覺，雙腳和脖子在這一刻感覺如何？
- 在日常生活中隨時有意識地感覺所有感官的感受，藉此有意識地在不同的意識狀態之間來回切換。
- 我們可以在咬下中餐第一口食物時進行覺察練習，有意識地觀察食物的味道，同時打開所有感官。
- 想想看還有哪些日常流程可以用來練習覺察，刷牙？小小的牙齒們一定也會很高興。
- 找一個特定的主題，從現在起開始仔細地關注與該主題相關的一切：飲食、設計、文字、植物、街道顏色……。
- 報名參加冥想課程或覺察訓練課程。

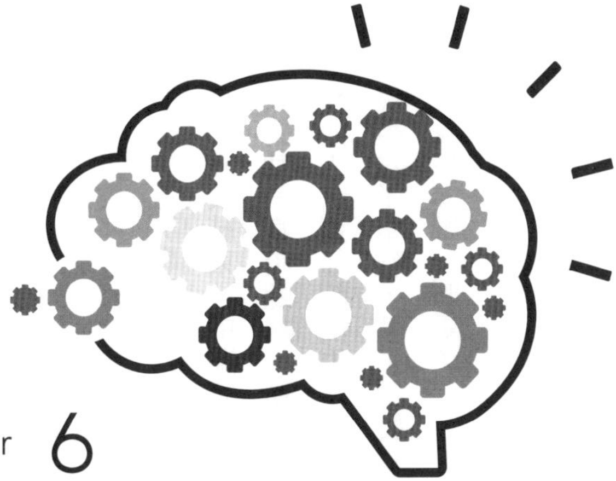

Chapter 6

我做得到，
我做得到！

壓力和最佳表現

「人是理性動物，
但當他被要求按照理性的要求行動時，可又要發脾氣了。」

愛爾蘭詩人，奧斯卡．王爾德（Oscar Wilde）

就是心流（Flow），亦即我們面對的挑戰與自身能力達到完美平衡時，也就是說我們面臨的挑戰恰到好處。

但我們更熟悉的應該是劣壓力，當我們心不甘情不願地做著某件事或感到心有餘而力不足時，便會將它視為威脅，認為自己無力招架。覺得自己無法掌控眼前的情況，關鍵因素可能是時間壓力或期待壓力。

處理壓力議題的關鍵點在於，我們不能用客觀角度切入。每個人的感受會因為自身經驗和能力而有所不同，對某些人來說完成某項任務可能是天方夜譚，但對其他人而言，可能只是下班前的一碟小菜。

事實上，壓力是一種有意義的身體反應，可以激勵身體面對具體危險情況的動力，我們的壓力系統最初就是由這類情況所形塑出來的。遠古時代，人類遇到劍齒虎時，只有兩種主動的行動選擇，不是逃走就是攻擊，或者當我們無法決定「躲或攻」時，就出現第三種壓力選項：僵化。這在當時雖然不是我們的最佳解決方案，但卻是飢餓劍齒虎的饗宴和優壓力。

當然啦，時代變了，我們現在大多也不需要瞬間爆發身體能量，而是必須在時間壓力下執行各種認知任務。我們的大腦非常清楚這一點，只是這種認知尚未延伸到大腦的所有區域。它們可能還一直以為我們還穿梭在遼闊的大草原或森林，每棵大樹後方可能躲著魁梧的危險長毛象。因此即便現在當我們遇到壓力時，我們的肌肉還是會緊繃，血壓和呼吸頻率上升，透過提供葡萄糖和游離脂肪酸來促發能量。這時我們的身體處於高度警戒和高專注狀態，以便於必要時爆發極度的體能和認知能力。然而，過度壓力時前額葉皮質若過於興奮，也可能導致認知能力下降，進而造成大腦的預期和計畫無法正常執行。各位在考試或必須在公眾場合發言時一定有過腦袋一片空白的經驗。沒錯，大腦在調度過往的事實經驗和知識時，可能會短暫地罷工。

根據啟動程度而定，大腦的醒覺不足或過度醒覺代表我們正感到無聊或處於壓力情況下。而兩者之間的「最佳醒覺狀態」代表大腦運行的一切完美。這三種狀態我在之前描述的試錄那一天全經歷過：試錄前我很放鬆，對自己的經驗感到自滿；試錄時我的大腦啟動狀態完美；但進入關鍵時刻，我感到不安、

圖像記憶各種不同的醒覺狀態：水族箱裡的魚兒面對壓力情況的反應：醒覺不足時，水族箱觀賞窗前沒有觀眾，魚兒懶洋洋地躲在角落。在最佳醒覺狀態下，觀賞窗前有很多觀眾，正興高采烈地欣賞完美的表演秀。而過度醒覺就是，大量觀眾駱繹不絕地湧入，魚兒感到壓力，反應過度，忘記了排練過的舞蹈隊形，於是失控地亂竄，大家連環撞，舞台上慘不忍睹。

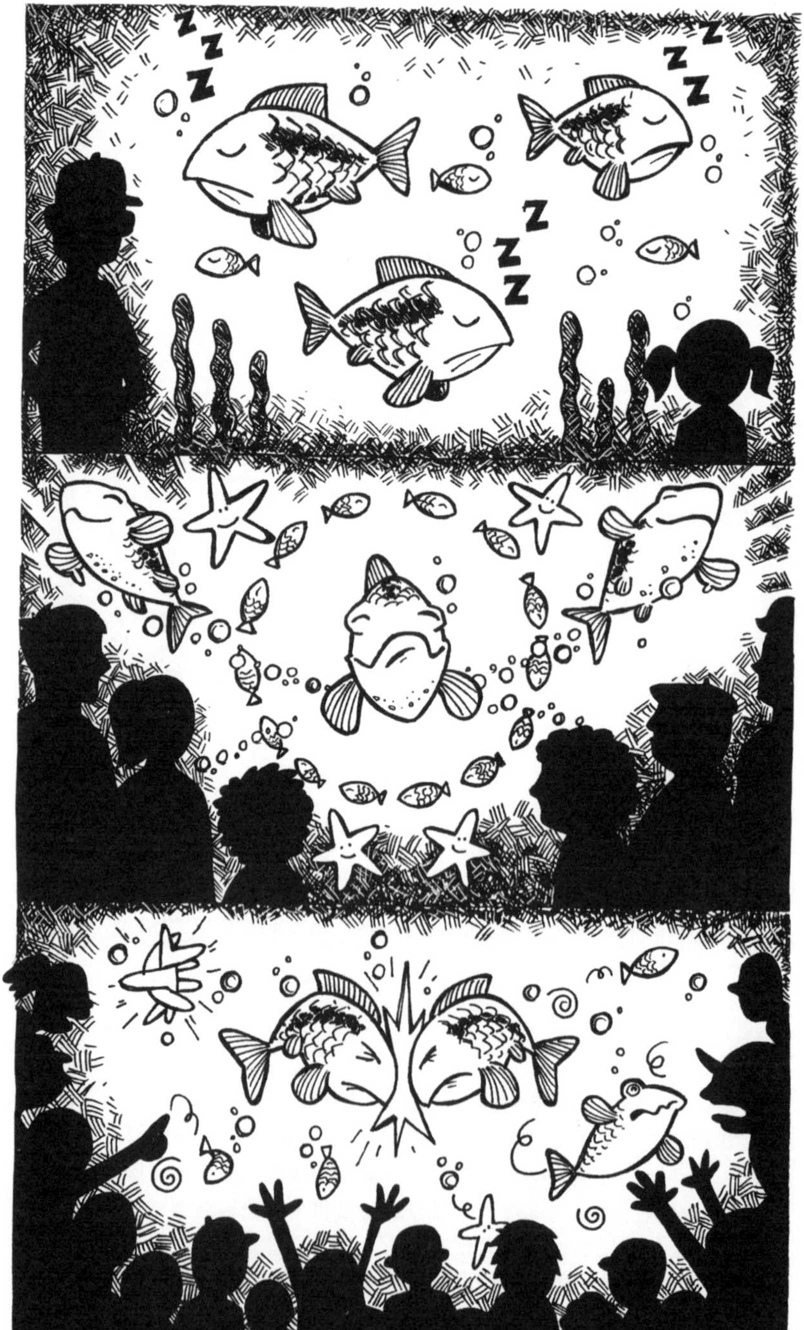

倍感壓力。唉！我為什麼不早一點開始冥想呢？

美國心理學家羅伯特．耶基斯（Robert Yerkes）和約翰．多德森（John Dodson）早在一九〇八年證實，醒覺狀態和認知表現之間存在規律性的關係。適度的壓力水平能提升業績表現，但壓力太大會變成當事人的負面壓力，反而會快速降低業績表現。原則上，業績表現會呈倒U型曲線。如亞里斯多德在其「倫理學」理論中所述：我們應力求中庸之道。大腦的激發也是如此，便能提升我們處理壓力的能力。

前額葉皮質和壓力有何關係？

前額葉皮質是我們的認知控制中心，原則上主宰我們的意識決策。但在壓力之下可能會迅速變化，因為同時會產生數種相關到大腦和身體的連鎖反

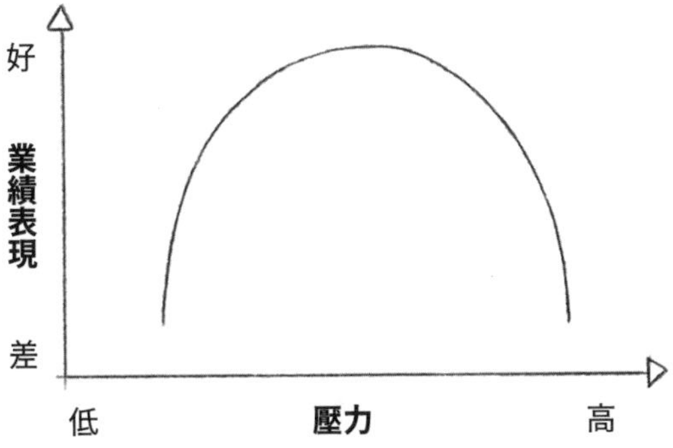

耶基斯—多德森定律

應。前額葉皮質的醒覺狀態主要由神經傳導物多巴胺（Dopamin）（動力）和正腎上腺素（Noradrenalin）（啟動壓力）負責，而我們的身體反應則主要由腎上腺素（Adrenalin）和皮質醇（Cortisol）操控。這些物質會提高我們的專注力，但如果前額葉皮質分泌太多多巴胺和正腎上腺素，那我們的控制中心本身也會承受壓力。這時我們會感覺無法清晰思考，接下來可能會發生的事，我們大家肯定都有過經驗。

在極度壓力和恐懼之下，我們大多沒有時間可以清晰思考或有意識地採取創新的解決策略。這時主要會啟動位於接近海馬迴前部、屬於情緒中心的的杏仁核（Amygdala）。大腦會試圖找出最適合的例行性模式，來掌控當下面臨的情況。草叢突然跳出一隻劍齒虎，反應一定要快啊。

但幸運的是，壓力大多還是會解除，特別是透過肢體的運動，遠古時代就只有逃跑或奮戰兩個選項。但因為現在我們面臨壓力情況時很少肢體活動，這些體內的激素無法那麼快速地被中和。因此，大腦會持續發出增加能源需求的訊號，且為了節能，大腦會降低功率，於是我們會感到疲倦、專注不足或顯得煩躁。

當急性壓力結束後，腎上腺素值會在半小時內恢復正常；皮質醇則須一至兩小時，才能恢復正常值。德國呂貝克（Lübeck）大學的一項研究結果顯示，豐富的食物也具有穩定作用：可以大快朵頤菜色豐盛自助餐的受試者，身上的壓力徵象很快就消失；而僅能享受低卡自助餐的對照組受試者，一個半小時後還是會以疲倦和精疲力竭來表現大腦的能源缺乏。[49]此外，音樂也有助於緩解壓力症狀，因為我們可以邊聽邊放鬆。

奪回控制權

如果壓力主要是一種主觀感受，該如何將壓力轉為正面的影響呢？我們可以從多年前的老鼠實驗得到靈感。[50]在實驗中，把老鼠一放在籠底會觸發電擊導致痛感的籠子裡，但每一次觸發電擊前會閃一次燈光訊號發出警告，讓老鼠有機會操作操縱桿來阻止電擊觸發。老鼠二則放在隔壁房間的籠子裡，籠底也會觸發相同數量的電擊，但可憐的老鼠二沒有操縱桿，只能任人擺布。

各位覺得哪一隻老鼠壓力比較大呢？必須隨時警覺並操作操縱桿的老鼠一，或是束手無策的老鼠二？實驗證明，老鼠一確實一直守著操縱桿，但沒有出現任何壓力相關的疾病。可憐的老鼠二完全不同，出現了高血壓和胃潰瘍等疾病。

這個結果也適用於人類！特別是當我們感到束手無策或失去掌控時，急性和慢性壓力才會出現。所以在處理壓力時，最重要的是重新取回控制權。即便只是感覺自己擁有決定權，也會感到輕鬆很多。

有壓力！那又如何？

我們會將緊張情況視為優壓力或劣壓力，也取決於我們當下的心情，我們每天對事件的反應不盡相同。有時候閒來無事、心情放鬆，很樂意幫同事解決問題；但如果手上正在處理重要案子，光是同事問個問題或許就會讓我們發飆了。如之前所說，我們的壓力感受非常主觀，然而及時識別壓力情況，並在該壓力之下適當反應，決定權也掌握在自己手中。

當我們承受極大壓力時，切記不要衝動行事。衝動可能會誘使我們做出瘋狂而輕率的行為，因為在這種情況下，我們的身體無法達到認知峰值表現。重要的是，給自己一點時間跳脫壓力的惡性循環。我們可以靜心思索，切換到當下模式，並安靜地呼吸，不久我們的時間感知恢復正常，這時時間壓迫感便會消失、激素值下降，腦細胞也會回復放電的正常速度。我們就能像覺察那一章所說的，再度恢復能夠適當反應的能力。

在某個程度內，我們也能自己扭轉情況，讓壓力情況不再那麼負面。一大早錯過公車時，不要生氣，而是利用等車時間準備稍後的會議。大家都想避免重大錯誤，但這只有在我們能夠承擔工作量，且我們在結構上還承受得起壓力時才有可能辦到。所以當我們的容量滿載時，有時也要說「不」，拒絕新工作或很棒的工作邀約。

實際審視自己的能力對此也會有幫助，我們的自我效能評估能力越好，在壓力情況下也越容易讓自己居於上風位置，心理學稱之為「自我效能」。在優壓力下，我們認為自己的自我效能大於待處理任務；在劣壓力之下，我們會瞧不起自我效能。還記得那個臭名昭彰的自我實現預言（self-fulfilling prophecy）嗎？認為自己什麼都不會，恐怕就會一語成讖了。

但有時候一些小建議也有幫助，例如：當我們下一次無論基於何故陷入壓力時，一時想不到可以擺脫瓶頸的解決方等等，這時千萬別浪費時間，馬上站起來，離開位置一小段時間，也讓身體與問題發生地點保持一些距離。我們可以走幾步離開那個位置，或是去買杯咖啡，這對大腦一定有好處！利用身體運動的方式來消除體內的壓力激素，這方法到現在也是很管用的，同時還能讓自己多點時間來思考如何因應。

糟糕，重大錯誤——那又如何？

聽說我們在工作上是否成功的關鍵，我們的表現、也就是我們的工作品質只佔約十%，更重要的因素在於個人魅力以及在公司主管眼中的知名度。至少自一九九〇年代末以來的文獻中經常提及的ＩＢＭ研究證實了這一點。奧地利克拉根福（Klagenfurth）大學的媒體科學家卡爾・內斯曼（Karl Nessmann）針對獵人頭公司進行一項問卷調查，證明獵人頭公司只會「招募具備特定職業資格者中的佼佼者，以及在其產業中擁有良好形象的人」。[51]所以，我們不要抱怨錯誤，反之，我們要勇於面對錯誤！我們會因此而散發從容和自信的氛圍，讓他人感受到自己的優勢。

如果能夠輕鬆處理錯誤，同樣也能減低我們的壓力。我們都是人、都會犯錯。奧地利哲學家卡爾・波普爾（Karl Popper）曾說，犯錯是最好的學習方式。[52]大腦因為犯錯而保持活躍，因為它會產生新的連結，好讓我們未來避免再犯相同的錯誤。曾有一名ＩＢＭ員工犯錯導致公司損失六十萬美金，第一任執行長托馬斯・華生（Thomas J.Watson）也抱持相同的看法。有人問華生是不是應該解雇該名員工，他答道，為什麼要解雇一個他剛投資六十萬美金訓練出來的員工？[53]真希望有很多這樣的老闆。

失敗也可能是成就偉大的開始，很多人一開始失敗潦倒，但後來成功了，或許也是因為失敗，才造就他們後來的成功。例如：某知名大學的教授多年後再度遇到曾來申請就讀碩士班的學生。這名學生當初沒取得教授回應，後來創立了一間科技公司，事業非常成功。他現在很快樂，也累積更多的財富。[54]一位成功的帆船運動員告訴我，成功的運動員大多是那些年少時沒贏得比賽的運動員。少年得志者缺乏繼續鞭策自己的動力，這是普世原則，不是只有帆船運動如此。

因此，失敗甚至也可能是改變以及改善自身情況的契機，因為唯有當重大障礙出現時，我們才會徹底思考自己的處境或有了想要改變的想法。因此，當你犯錯時，也請將這個經驗視為機會。

急性壓力可能是好事，但慢性壓力絕對不是

如果要避免壓力情況反覆發生，最重要的是找出為什麼會慌亂的原因。檢視自己一天的流程，找出有效減緩壓力的方法。早上就匆忙出門？想要避免早上這種不必要的壓力，前一晚就應該做好萬全準備，即便是準備餐具或是備好從辦公室帶回家的文件等瑣碎小事。

也先想好隔天是否要外出會議或只是一般工作日，先想好要穿的衣服。

利用上班途中紓壓，想想美好的事物，例如：安排週末旅行、度假、看話劇，還是聽聽音樂或有趣的 Podcast。我們也可以做個小小的覺察練習，開車上班遇到紅燈時，試著每天體驗周遭的新發現：抬頭看看天邊的雲朵形狀、路旁不知名的品種狗或是脾氣暴躁的行人。

忙碌了一天，無法擺脫壓力嗎？試試以下建議，或許有助於在下班前有意識地替工作日畫下句點：整理辦公桌和電子郵件的收件匣，清楚意識處理了哪些事務。再想一下隔天的待辦事項、記錄待辦的重要任務，此時把可以準備的先準備好，就能將所有煩惱和待解決的問題留在辦公室，特別是週末前更是如此。

或許回到家後再來個小小的儀式，更有助於區隔上班和下班時間。例如：播放特定的一首歌曲，你一定還可以想到更多其他的方式！總之善用上班前後的時間，做點讓自己感受美好的事。記住，要有意識地去做！

本章概要

- 壓力屬於生活的一部份，原則上我們需要壓力讓大腦維持啟動和警覺就緒的狀態，藉此避開危險。
- 適度的壓力可以強化我們的能力表現。
- 挑戰會帶給我們優壓力或劣壓力，很大程度取決於我們的主觀評價。
- 如果感覺自己掌握了所有情況，壓力就會小一點。
- 犯錯是學習和改進的有效方法。

如何變聰明？

- 找出自己專屬的儀式感，下班前有意識地結束工作日，特別是週末前。
- 每當感受到壓力時：分享壓力，壓力就能減半，不要吝於說出來！
- 適度拒絕！
- 不要只看到自己的失敗，也要多爲自己的成就感到高興。
- 學習滿足於自己所達到的成就，即使未得到外界的認同也應如此。讚美自己，認同自己的表現。

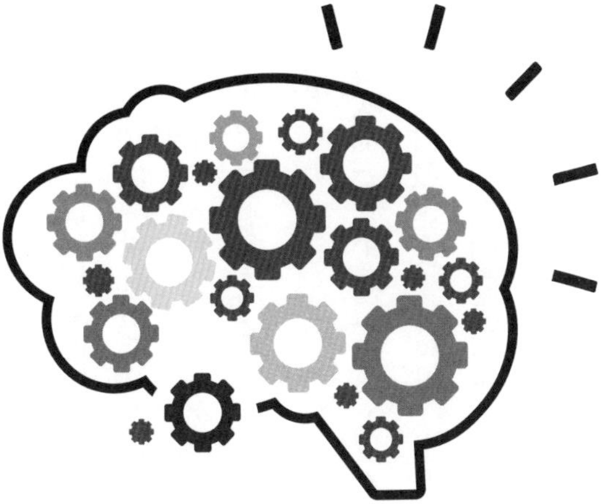

Chapter 7

大腦會處罰遲到者？

時間管理

「人生就是你忙著擬訂計畫時，其他突然落到你頭上的事！」

英國歌手，約翰．藍儂（John Lennon）

究竟需不需要時間管理？

時間流逝，不，是飛逝，但我前進的速度卻不如預期。我本來是希望連聖誕節假期也計畫進去，但都沒用，過去這幾個星期我雖然也很努力在工作，但心思都不在這本書上。工作到聖誕節終於告一段落，可以小小休息一下，但緊接著又再度陷入停滯。但做越多，越沒有成就感。新年的第一週我接到朋友的來電，她問我明天有什麼計畫，我才驚覺，我沒有具體的計畫，只知道要寫書。

但這樣就算是計畫嗎？老實說，一直以來我都沒有計畫的習慣，或許這正是我的問題癥結點。我偶爾覺得自己的效率不足、無法掌控一切，想做的都記在腦海裡。雖然到目前為止，我沒忘記過任何會議或約會，但確實有幾次有驚無險的經驗。

準備待辦事項清單的作法我也覺得不合時宜，直到每次出差或旅行時總是忘東忘西，而且每次都忘記不同的東西，我才覺得應該在手機上儲存檢查清單，出門前仔細核對，免得災難一再發生。飛行員每次起飛前也會利用檢查清單確認所有應注意事項，雖然理論上這些所有事項他們都能倒背如流了。所以檢查清單的步驟一定有其存在的必要性。事前一一核對檢查清單，還有我沒想到的嗎？

每一個人都不一樣！

在開始搜尋這本書的資料前，就常看到有關時間管理的各種工具和方法，但內心老是出現一個聲音告訴我，預先規劃每日流程的方式不適合我，在某個程度上，確實沒錯！我不想把每件事情都規劃地好好的，我想擁有可以即時做決定的自由。

贊成制訂計畫的人說，正是因為事先有計畫，所以才能掌控我們的工作，採取有彈性的計畫，才能擁有害怕因為嚴格的時間管理所失去的自由。所以，彈性計畫或許比毫無計畫能擁有更多自由嗎？慶幸的是，我們真的可以同時擁有計畫和自由，而且讓大腦習慣這個新概念所需的時間也不需太久。

特別是我們必須明白，每個人都不一樣，因此所需的時間管理工具也因人而異。有人喜歡邏輯、井然有序，有人習慣混亂，當然也有喜歡拖延的人。有些人非整理和計畫不可，有些人則需要更多的自由空間。似乎還有一種人，他們事事追求完美、嚴格遵守規則，還隨時力求進步：還要更快、更好、更有效率，以達到更多的成就。這種人似乎需要壓力，也熱愛壓力，但千萬要小心，保持覺察，不要忽略身體發出的所有警訊。另外，還有一群忙碌的小蜜蜂，他們只想著快速處理完工作，但反而欲速則不達。還有一些懶人，他們的工作總是一團亂，很少使用待辦事項清單，大多靠著直覺和太過於自由的計畫行事，我就是其中之一，以前我也是懶人一族。各位肯定也有個人專屬的時間管理類型！

制訂計畫了以後，如果發現自己不再錯過約會時間，工作也能輕鬆地及時完成，表示你的方法是正確的。即便像我這種屬於混亂型的人，也能在無壓力之下如期完成工作，也是很不錯的改變。但我需要一定程度的壓力，才能把工作做好。為什麼非要等到時間壓力出現才能激發我的最佳潛能呢？為什麼我不能先創造這種情境呢？

有一些基本建議可以幫助大腦掌握各種任務領域的運作。進行計畫時主要以邏輯思考的左側大腦為主導的人，應該多多利用大腦的這項特性。但計畫時預留一些突發事件的空間，可讓大家更有彈性進行必要的因應措施。傾向創意思考的人在進行計畫時，一定要保留充分的自由空間，才能應付突如其來的事件。

當我們想要改變原來的自我管理和時間管理習慣時，首要之務是再次識別自己的思維模式和習慣，然後質疑或改進。特別是我們必須明白，這麼做是為了完成重要工作，而不是把工作做對，這樣我們未來才能把重要的工作做對。然而時間管理的目的不在於讓老闆給我們更多工作，而是讓我們在無負面壓力之下輕鬆完成職責範圍內的工作，甚至或許還能激發出更多的工作熱情。

時間、大腦與我

物理學測量的時間與我們感受到的時間無直接關連。大家都知道，我們對時間流逝的感覺並非都相同，有時候感覺時間好似靜止一般，但有時又覺得光陰稍縱即逝，取決於我們處理工作的方式。例如：當我接受電視專訪時被問及某事時，感覺開口回答前的那段時間特別慢，有如永恆之久，我心想：「不行啊，超尷尬的，克里斯蒂安，說點什麼都好，快點啊。」後來再看錄製的影帶時，其實我在主持人問完後就馬上接話，但我記憶中那個當下彷彿永無止盡般的漫長。大腦如何感受時間？我們該如何培養良好的時間感？

德國物理學家和哲學家史蒂芬．克萊恩（Stefan Klein）描述了這種感覺，他認為，體驗我們的內在時間是「大腦最複雜的能力之一」。[55]就像大腦設計每個人每天的專屬電影內容一樣，大腦也藉由身體功能的參與創造我們對時間的主觀感受，特別是透過心跳。[56]我們對時間的主觀感受全經由我們對事件的感知所形成，也就是運動和改變。因此，我們越覺察，越感受時間飛逝。我們有意識地感知，也能讓我們的體驗更深刻地留在記憶中！

相較於前幾代人，我們現在擁有更多自由時間。上一個世紀，人們每週的工作時間大幅縮短，因為大量節省時間的家電問世，環遊世界不需要再花上八十天。但儘管如此，我

未按選定的日期繳交作業就受罰的小組得到很好的成績。成績最差的小組則是集中在學習結束時才全數繳交三項作業。[59]我們從中得到什麼結論？計畫和設定目標確實有效，我們需要有約束力的目標，而且最好是由外部設定的目標。因此，請試著從外部角度檢視你的目標是否具備可行性，並為每個小目標設定可實現的日期。可以請親朋好友一起參與，讓他們協助你達到目標，例如：請他們監督你是否按時完成中途里程碑。如果可以創造充分的彈性空間，計畫絕對是很棒的時間管理方法！

作法：不只每日計畫，而是每週計畫

不要只計畫和設定一天的具體目標，更重要的是掌控一週的任務，但注意不要安排得太滿，除非有時間壓力。反正一週也不可能完成堆積如山的工作，太多目標會讓人望之卻步，因為太過於不切實際。此外，只有長期目標也是助力有限，因為達成和獎勵都遙不可及。

每週五下午或最遲週一上午，就要設定完成該週的工作目標。首先從大目標中選出週間即使出現突發事件也可確實達成的目標，不要太貪心！因為生活中總有突發事件，可能是有新任務或是生病，或是在朋友的慶生派對上玩得樂不思蜀或車子拋錨等等。突發事件可能打亂我們的每日計畫，令人挫折不已。所以改為設定每週計畫可以確保計畫更有彈性，但務必隨時掌控完成日期或整個月的待辦任務。

重要的是，我們可以自己決定時間分配，且所有日期應一目了然，這也能讓我們一眼辨別工作的輕重緩急。我們常因為工作太多而感到全身發軟，被工作量嚇到不知從何下手。陷入這種情況時，可以在腦海中退後一步，試著讓自己「從上方」鳥瞰這一切。找出真正重要的事，或者從目標反過來看待這個任務，必須進行計畫嗎？站在達標的這一天往前制定時間表，這個任務就簡單多了。

打造不受干擾的工作時間尤其重要，建立一個所有同事都能看到的共享行事曆，然後封鎖特定的時段。另外在設定完成時間時也要預留緩衝時間，重要日期不要只在腦海裡想著要提前完成，而是直接在行事曆上將完成日期往前挪二至三天，並額外用醒目的顏色標記這是提前的完成日期！這是確保任務及時完成的有效方法！提前預約也能讓大腦感到舒適和放鬆。另外再傳授各位一個古老的方法：我的祖母記憶中的聖誕節是個輕鬆又愜意的家庭節日，因為她總是以十二月二十三日為最後期限來籌備聖誕節的所有準備工作。

此外，設定清楚且明確的目標也很重要。寫卡片感謝朋友邀請我們參加派對時，如果只說「給米娜和戈漢卡片」，但如果手上還沒有卡片，那大腦可能不會發出愉悅的訊息。但如果我們連下一個具體的步驟也一併計畫，大腦就會得到更多動力來執行該項任務。這時我們應該記下：「買給米娜和戈漢的卡片」，那這個任務執行起來就容易多了。[60]

想要擁有成果豐碩的一天，關鍵在於掌握所有工作的優先順序。例如：我會在電腦旁的筆記本貼上寫著「完成的書」的貼紙。我的目光總不時瞥到那張貼紙，當我在網路上閱讀到精彩、但與工作無關的文章時，這張貼紙就會提醒我專注在重要事務上。但當你發現思緒渾沌、注意力無法集中時，偶爾不妨插入一個簡單的工作。因為不同的工作會出現不同問題，就會啟動不同的大腦區域參與工作，之後就能更專注於重要工作上。

我建議大家在排定任務的優先順序上多花點時間！當我們有很多工作時，總以為跳過這一步驟可以省下一些時間。但如前所述，我們應該在專注力最佳狀態時處理重要的工作，剛飽餐完炸豬排和馬鈴薯沙拉和飯後甜點的那一刻，決定不是最佳時機。善用中午休息時間，好好放鬆，飯後小小散步一下，和同事或朋友閒聊話個家常，或欣賞天邊的雲朵，做幾個深呼吸。每當我在書中讀到這類內容，心裡總忍不住嘀咕：拜託，親愛的作者，這是什麼老掉牙的建議！深呼吸，到底要幹嘛呢！在忙碌的日常生活中，我幾乎不會注意到這些小事。但我們的大腦真的偶爾需要這種小小的空轉片刻，短暫脫離壓力感，或許可以讓堆積如山的問題自行瓦解，因為大腦此刻可能突然冒出問題的解決方案。

對的時間點

有些工作我們不會馬上處理，因為不想做或目前做起來很費勁，所以就乾脆往後延。建議各位可以試著這麼做，在工作日快結束前仔細審視這類工作。不是要大家晚上還思考工作，下班就好好下班！這是最低原則，不該有例外。但我們的潛意識下班後會分類我們的想法，隔天早上就會發現這工作處理起來輕鬆許多。

這個方法有時在白天也有幫助，不一定非得在辦公室睡午覺，雖然小睡片刻也挺不賴的。白天的時候可以偶爾思考一下那些複雜、不想做的工作，然後先處理其他工作，稍後再回頭來專心處理這些討厭的工作。或許在這之間會突然產生想完成那個工作的動力，因為腦海中已經浮現處理那件工作的解決方案了。正確的時機才是關鍵：因為特別是當我們對工作感到興趣、感覺自己辦得到，且不把任務視為工作，而能從中得到樂趣時，才能創造最佳的工作品質。

檢視時間管理方法

你是不是屬於無法決定先處理哪項任務的那種人？你不相信時間管理，總是在找尋快速的解決方案？答案應該可以從各種不同的時間管理策略上找到。如前所述，我一開始也被琳瑯滿目的時間管理方法給嚇到了。我從眾多的時間管理策略、原則和方法中找出五個簡單的方法，並親身測試這些方法能否輔助我的大腦。大家可以試試看哪一種對你有效，有助於提高日常工作的效率。

試用：番茄工作法

這絕對是我最愛的時間管理法，[61]可以練習專注工作，不會經常被電子郵件、手機或臉書等分散注意力。特別是下午時段，自己的工作動力曲線已經掉到谷底時，這個方法可能會帶來奇蹟。這個方法需要用到計時器，現在大部分的手機都可以找到類似的應用程式。這個方法可現學現用，就像從冰箱拿出番茄一樣簡單。

番茄工作法的作法是，坐在書桌上，計時器設定二十五分鐘，然後開始心無旁騖地工作。這段時間只有一個原則：不能因為任何事情分心，二十五分鐘後休息五分鐘。四回合後可以伸展四肢約二十分鐘或純粹休息，隨自己情況而定。

我覺得自己三回合還可以，視心情而定。對於毫無經驗的菜鳥我，四回合有點太長了。每一回合後站起來走走，應該會對背部有好處。原始的番茄工作法要在開始前寫下該回合二十五分鐘的目標，藉此創造更大的約束力，讓大腦更重視這個目標，但沒有也可以。

這個方法的效果出奇地好。我發現，我們可以在二十五分鐘內非常專注地工作，大腦之後也可以休息，看來，我們頭上的那個核桃有時也需要被監督才行！

試用：待辦事項清單和行事曆——最經典的時間管理法

待辦事項清單是規劃日常流程最常用的方法，現在看來，這方法雖然平淡無奇，但也很完美。這個工作法的原理很簡單：列出待處理的任務，想到什麼就寫什麼。然後思考哪些任務因為哪些因素所以是最重要的，然後根據優先順序編號，同時設定處理各項任務的完成時間。如果有新任務，將新任務列在清單最後，必要時再用不同顏色的筆修正優先順序。

到了晚上，如果清單上還有未完成的任務，就將它們依照優先順序列在新的待辦事項清單上新任務的後方，然後再從頭開始，這些步驟各位想必都不陌生。如果每天的任務內

是否能將工作委託他人處理。最後就是檢查階段（N），即檢視當天的工作結果，以便能於未來善用這些經驗。例如：是否遵守設定的期限？休息時間是否太短？檢視步驟是這項工作法的特點。

定期使用這項工作法，可以強化自己的時間感以及提升對情況的評估能力。你可以試用一星期，時間雖短，但有助於識別和改變我們的舊模式。

試用：快速決定優先順序的艾森豪法則

這套工作法得名於美國前總統暨陸軍將領德懷特・艾森豪（Dwight D. Eisenhower），他倡導也力行這套工作法。此工作法最早用於軍事用途，特別適用於在出現須於短時間內完成突發任務而產生壓力感的情況。利用這套方法可以快速掌握整體性資訊，有助於設定工作的輕重緩急，並輕鬆區分任務的重要程度。

先根據表格說明分類所有任務，其中的「緊急」表示該項任務必須盡快完成或須於當天完成。第一優先處理的就是重要且緊急的任務。完成第一優先等級的所有任務後，再來處理重要但不緊急的任務。如果當天已無法再處理，則必須為這些任務設定處理日期，這點很重要，因為這個等級的任務大多需要很多時間，因此很容易就被往後延。不重要但緊急的任務則於當日最後再處理。最後剩下的任務就放著吧，因為不緊急又不重要的任務，幹嘛還要花心思處理呢？

如果同時出現多項待處理任務，就先列出所有任務清單，然後只用不同顏色標示出任務的重要程度，以便快速掌握整體性資訊。如果想同時降低壓力感，在分類最優先等級時不要標示紅色或粉紅色等警示顏色，而是標示綠色：綠色是代表希望的顏色，馬上會為你帶來正面的效果。

試用：約翰．佩里的拖延計畫

我在德國漢堡接受音樂培訓期間，為了《我將如何……？》（*Wie werd' ich...?*）的拍攝工作，我跑遍了整個德國、講課，除此之外還必須處理所有大小事。我發現，我的時間管理（其實我根本沒在管理時間）真的很不足。於是我到書店，想說深入瞭解一下時間管理這個議題。書架上相關的大量書籍看得我頭昏眼花，最後只買了哲學家約翰．佩里（John Perry）的著作，書名為《就放著吧！透過有目的地無所事

艾森豪法則

	緊急	不緊急
重要	1	2
不重要	3	4

事提高工作效率》（*Einfach liegen lassen! Das kleine Buch vom effektiven Arbeiten durch gezieltes Nichtstun*，暫譯），[64]但我還是沒時間讀完這本書。

我在寫時間管理這一章時，想起了這一本書，於是我興沖沖地停下筆，先閱讀這本書。好巧，書中正好講到這種拖延現象，大多數的懶人都有拖延的傾向，他們會去處理並非列在實體待辦事項清單或存在大腦中的待辦事項清單上前幾項的任務，或去處理能讓他們逃避重要和複雜任務的其他工作。就像我某種程度上會做的事：的確會這樣，自從我開始寫這本書以後，我的窗戶玻璃比任何時候都要乾淨，大半年來一直想掛在牆上的五幅畫終於也掛上去了，另外我還完成了其他不少工作。當我們想要逃避重要任務，但又不想感到良心不安時，其實我們的生產力是很高的。

約翰．佩里建議，我們可以善加利用這個壞習慣，把它轉換成工作策略。例如：我們可以將不太重要的任務誇大成非常重要的任務，甚至為這個任務設定一個完成期限，藉此讓我們為了逃避它而完成其他任務。例如：將「學習俄文」列在待辦事項清單第一項，就能讓你忙得像隻小蜜蜂。

這方法我試過一次，當天我真的寫完了這一章的大部分內容。我先在待辦事項清單第一項寫下「慢跑兩小時」，接著時間管理的這一章內容有如神助、進度神速，這套系統真的很管用！

現在我必須繼續自我欺騙，膨脹某些任務的重要性，好讓我順利完成這本書。

嘗試改變特定的既定模式！

時間管理沒有真正「對」的方法，因為每個人都不一樣，這一點必須不斷提醒自己。不管你是什麼類型的人，最好和一成不變的完美主義說再見。事實上我推延了很多計畫，因為我總想著，當我有足夠的時間，深入研究後，才能完美地完成這些計畫。但實際上我從來沒有過「充分的自由時間」，所以我也好幾年沒寫新書了。但最近有人發郵件問我如何有效地在標準化醫學測試中運用記憶法，我發現我對時間管理的研究似乎小有成果。同一天，我一反常態地坐下來，經過深思熟慮後回答了該郵件的所有問題，但並未寄出回信。我想隔天再次檢視一次我的回答，希望能提供最好的建議。這件事至今已經三星期了：我剛剛才良心不安地把電子郵件發送出去，郵件內容當然也是一字未改。如果能清楚意識到自己的完美主義，避開它就容易許多，也能省下我們對完美結果的痴心妄想。只要能完成工作，只要結果好或還不錯就夠了，完不完美無所謂的時候，請勇敢放下完美吧！

混亂型的人常有遲到的習慣，無論是參加會議、拜訪客戶或與朋友相聚：遲到總給人留下壞印象。所以在安排時間時最好預留充分的緩衝時間，或在行事曆上填入提早十分鐘的時間，這樣就能及時到達現場，甚至還可能早到幾分鐘。或許還無法讓你立即養成準時的習慣，但請多點耐性，嘗試數星期時間來改掉舊有模式。

如果你認為提早數分鐘到達約會地點，是浪費時間的行為，我可不認同。因為提早到還能小憩片刻、喝杯咖啡或者整理一下這場會議的想法。反正手邊還有智慧型手機，可以查看電子郵件或訊息，或可以利用這個空檔好好放鬆和深呼吸。你的大腦此時可能會文思泉湧，創意無限！

如何成功實現？你想將時間花費在誰和什麼事情上？

如果你對現況不滿意，想要改變幾個壞習慣，可以多方嘗試各種方法。但千萬要有耐性，要讓一個習慣在潛意識中生根得花上數星期的時間。如果你是無可救藥的拖延者，建議你可以閱讀《無須自律，也能成事》（*Dinge geregelt kriegen-ohne einen Funken*

Selbstdisziplin，暫譯），[65]這樣也不必感到良心不安，照你原本的方式做就可以了。

但如果你想有所改變，最好的入門輔助方法就是盡可能寫下所有目標和想法，讓它們對你產生約束力。只有白紙黑字寫下來的計畫，才是具體的計畫。

即使是最好的時間管理方法，也無法幫助我們完成所有任務。當我們「終於有時間」的時候，我們想閱讀的那一疊雜誌應該也不會快速見底。重要的是，我們滿意我們所做的工作，不可能所有工作都讓我們感到有趣，但我們不能經常承受壓力。或許必須有所取捨，但我們應該重新感受到自由，重獲時間的主控權，將自由時間用在真正重要的事物上。

你也可以寫一句話日記，來記錄每日的進度或寫下每日的三大亮點。不只是：「今天如何？」而是問今天有什麼「好事」，大腦就會去搜尋今天發生的美好體驗，然後再想想還

圖像記憶拖延計畫：計畫如果只存在於大腦中，就好比我們對著水族箱的視窗拍照然後列印出來，但只能捕捉到混亂的剎那，卻看不到金光閃閃的魚兒。但如果將計畫寫下來，就必須分類魚兒（我們的想法）。它們必須像拍家族照那樣排列，或許還要依照輩份分類，讓人一目了然。如果沒有經過有意識的舞台策劃，那就只是一張照片，沒有具體利用價值，也無法產生任何行動推力。所以，請務必時不時寫下你的想法！

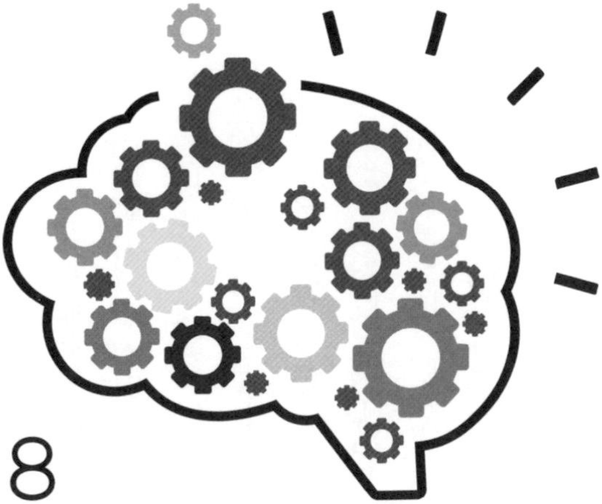

Chapter 8

從明天開始！

動力與紀律

「我可以抗拒一切，除了誘惑。」

奧斯卡．王爾德

爲什麼有時候就是不行？

星期五中午，我坐在客滿的高鐵列車上，準備前往柏林。空氣中傳來油膩的食物味道，有位氣喘吁吁的男子在開動前最後一刻才趕上列車，坐在我斜對面的方桌上，正在打開漢堡的包裝紙。他看起來非常期待享用他的漢堡和薯條，於是我認定空氣中瀰漫的就是美食的味道，心情也因此感到愉悅。所以說，如何評估情況，操之在我。

我身旁的包包裡放著筆電和待辦事項清單，我知道它們正在等著我。我當天的任務是：「在車上完成動力章節的引言。」看著窗外，前一個城市的街景已經從眼前消失。此刻從我眼前經過的是特殊深綠色和藍色的風景，或許它們的顏色也沒那麼深，只是我大腦的感受是深色的，因為前一天晚上喝了太多莫斯科騾子（Moscow Mule）調酒。那原本不在我的計畫中，但最近我也學會了計畫要有彈性。計畫本身是好事，但要我每天按表操課，確實還有很大的改善空間。為了消除內疚，我下定決心，在列車上一定要完成這一章的引言。正如各位讀者所看到的，引言完成了！雖然不是在這趟旅途上完成的。

在高鐵列車上的那個星期五，思緒飄離我的目標。我的靈魂想征服的那座山很高，感覺自己像個登山的小旅人，甚至都還沒離開停車場，因為得先吃掉為登山準備的口糧才行。

當時我的動力掉到谷底，我的熱情哪去了呢？我對這種感覺感到陌生，我需要激勵！伸手抓起手機，離開座位，找了個安靜的位置，打電話給一位總能回答我各種問題、遇到各種情況總能完美因應的朋友。為什麼我不能像她一樣呢？拜託，接電話呀！

我在電話中描述了我的情況，但後來線路斷了，只聽到朋友好像說：「……做就對了！」然後訊號就中斷了。哪有什麼「做就對了」，說的比唱的好聽，要怎麼做呢？怎麼生出強烈動力呢？我回到我的車廂，坐在我的位置上，空氣中還一直瀰漫著油膩的食物味道，我感到氣惱！味道一直還在。

何謂動力？

美國神經科學家埃里克・坎德爾（Eric Kandel）認為，動力就是「可以解釋行為反應可變性的假設性內在狀態」。[66]但基本上如果想提升自己的工作動力，這個說法幫不上忙。換一種說法可能更有助益，亦即動力就是願意努力實現自己心之所向的意願！而為了產生這種意願，我們不只需要目標，也需要動力。直接的獎勵最為關鍵，因為獎勵能帶來實現目標的能量。

動力的本質可能是「內在」，也可能是「外在」，兩者的區別可以所得稅申報書為例來說明。外在動力就是強制性必須處理的，反之，自己喜歡或覺得很划算而去做，就是內在動力，例如：報稅有退稅。有了這個目標，我們就會比預定的截止日期更早前遞交文件。誠如你所見：內在動力的效果更好！

讓我們再回到一開始提的問題：如何提升自己的動力？目標已經有了，現在只剩動力的問題。但如何找到我們的期望和動機呢？

它們主要出現在我們的視覺記憶中，就像用棍棒翻攪昆蟲窩的黑猩猩，也是為了將昆蟲趕出窩外，然後再心滿意足地飽餐一頓，因為視覺目標就在眼前。[67]人類也如出一轍！我們的期待畫面常被情緒強化，但在動力方面，人類比猴子更具優勢，因為猴子只能提前約二十分鐘計畫。如果長期每天只餵食猴子一次，它們只會一直吃到飽為止，但不會想到保留食物、晚一點再吃。沒吃完的食物甚至還會變成猴子們的玩具，拿來互丟取樂。[68]

雖然我們的目光比猴子來的長遠，但人類還是會出現類似猴子的這種行為，特別是在滿足短期慾望時。例如：相較於清理廚房，我們可能更希望先把電影看完；晚上只想躺在沙發上吃餅乾，也不想動身去健身房。在動力方面，不光在於我們做什麼，而是在於希望自己成為什麼樣的人。我們的獎勵系統不愛等待，傾向於喜歡立竿見影的獎勵。即便我們的理智對餅乾說「不」，但最終贏得勝利的還是能立刻滿足我們慾望的獎勵系統。

爲什麼我們常有違心之舉？

德文的動力「Motivation」一詞源自於拉丁文的「movere」，是移動或驅動的意思。亦即我們有動力時，就會動起來，動力驅動我們行動。但我們無法得知，例如：光光「手上拿一支原子筆」的動作能啟動我們大腦什麼。單這一個手部運動，已經是大腦感測和運動系統與激勵系統合力完成的艱鉅工作。是因為能量消耗太大，所以我們很難得到驅動行動的動力嗎？還是我們天生就缺少意志力和自律呢？

很多人認為，只要我們願意，就能馬上徹底改變，例如：大幅縮短上網時間或少吃甜食、咖啡或飲酒或甚至完全戒除。但真的可以嗎？

好友難得相聚，人手一杯美酒，眼前的提拉米蘇香氣四溢時，我們還能堅持執行計畫嗎？於是我們的意志再度薄弱，原因也在於無法正確自我評估的人性弱點。因為在我們下定決心要改變的那一刻，我們根本無法理性判斷下一次讓我們屈服於慾望的誘惑有多大。誘惑出現時，我們的頭腦不再冷靜，通常我們的自律也不足以抗拒誘惑。[69] 無論我們多麼有動力，沒有自律和堅強的意志，再大的動力也無用。

所以我們要事先在腦海裡預演如何抗拒誘惑的各種情景，當實際情況發生時，我們才能馬上進入備戰狀態，成功抗拒誘惑。但我的意思是，不要只是短暫想像，而應該像拍電影一樣設計出情節：拒絕辦公室同事準備的生日蛋糕，或許還要模仿影星瑪琳·黛德麗（Marlene Dietrich）和李奧納多·狄卡皮歐（Leonardo DiCaprio），露出笑容，但略顯高傲的手部動作也不能少。或者也可以想像，那個蛋糕就是個表框的畫，不是真的，這樣比較容易改變我們對蛋糕的慾望和情緒，至少一點點啦。

我們的動力和自信強弱取決於我們的生活經驗，心理學稱之為歸因方式（attribution style），[70]指我們如何解釋事件和周圍環境以及如何評估這兩者的理由。

舉例說明，假設我在列車上毫無工作動力時心想：「寫不下去了，我應該來做點別的事，我一定無法如期完成，我也無法改變情況。」在這種情況下，我對自己的情況有了內在和穩定的想法。以內在來形容是因為我在自己身上尋找自身行為和錯誤的理由，而穩定則是因為我覺得情況基本上無法改變。有沒有發現，「穩定」一詞在這裡並非正面的意義，這種明顯型態的態度也稱為「習得性無助」。

反之，如果能經常累積正面改變情況的經驗，就能具備外在和不穩定的歸因方式。於是我們不會只在自己身上找理由，也會在環境中找理由——即外在；而且也相信，下次再發生一樣的情況，結果可能會截然不同——即不穩定。在這種情況下：「好吧，現在情況不怎麼順利，那看看窗外十五分鐘，然後再重新開始，繼續寫，我一定可以的！」這種態度一定更能帶領我們前進，不只在動力降到谷底的時候。偶爾覺察一下自己如何看待各種不同的情況，或許還能因此優化自己的歸因方式。

識別動機、創造誘因

設定目標時，目的在於完成工作。為了能讓身體力行，實現目標，我們需要驅動行動的動機，無論是內在或外在！這個動機必須能激勵我們創造積極的行動力。

心理學將我們內在某種程度上潛藏、但強度不一的各種動機分成三類。第一類是成就動機，如果你從小一聽到「看誰最先跑到大樹下」，就像野馬般飛奔出去，那你可能就會喜歡這類動機。被會成就鼓舞的人喜歡和他人比較成果，或在超越自己或他人成就時感到得意。這種人也是好奇寶寶，喜歡追求新知。容易受成就動機驅使的人喜歡在社群網路上發表他們的慢跑距離和時間，或熱衷於達成自我設定的標準。可惜我不算是會被成就激勵的人，但我小時候的生日願望就是收到團隊一起努力才會成功的遊戲。

第二類是權力動機，所謂權力泛指聲譽和面子。屬於這類的人喜歡炫耀財產，但也願意承擔責任，喜歡掌控，也熱衷於贏得各種獎牌。收集勝利體驗或許很棒，但對我也不是真正的驅動力。

最後一類是歸屬感，特別喜歡歸屬感的人喜歡與人相處，也喜歡與他人共事，更樂於助人。對他們來說，被喜歡和歸屬感非常重要。我覺得自己屬於這類人，但這類動機現在對我這本書也不大管用。

其實我們內在都有這三類基本動機，你可以想想，自己特別傾向於哪一種類型。我們可以善用其特點，增加自己的動力。例如：挑戰和成功、權力和榮耀或認同與合作。但這不容易，因為我們的腦海中浮現各種不同的情緒、需求、要求和動機。

但偶爾思索一下做什麼能讓自己感到愉悅，其實也是有意義的。這樣也能找到能真正激勵我們行動的動機。當聽到別人說該這麼做或那麼做，或聽朋友說應該每星期規律運動時，我們的大腦雖然都贊同，但這些善意的言語無法啟動我們的動力中心來激勵自己行動。因為我們想要自己做決定，不喜歡他人的決定被強加在自己身上。「你或許可以……」對我們的效果好過「你必須……」，就連只是使用牙膏的方式也是如此。我們有時候會排斥被告知該做什麼，比較喜歡依照自己的動機行動。因此，我們應該自己探索動機，捫心自問為什麼要做這件事，或發自內心地想要改變時，才能得到最大的動力，這就是經過科學驗證有效的「立即影響法」（Instant Influence）。[71]我也幫大家測試了這個方法。

自我測試：立即影響法共有六步驟，可在動力跌入谷底時幫助我們重拾動力。

第一個步驟，問自己或他人「為什麼自己的行為應該要改變」。例如：我對這個問題的回答是：我現在需要動力，讓我順利完成有關動力的這一章，然後才能開始寫下一章，最終才能交稿給出版社。

第二個問題是：「你想改變的意願有多強烈？——強弱程度從一到十」。一表示「完全沒意願」，十則表示「非常有意願」。我不加思索地回答七。

接著回答第三個問題：「為什麼你上一個問題的答案不是更低的數字？」我回答：因為其實我很喜歡寫文章。順道一提，如果你的上一題答案是一，就必須再回答，該怎麼做，才能從一增加到至少二呢？

第四個問題是：「你覺得，改變會帶來什麼正面結果？」我回答：這一章就可以順利完成，我就輕鬆多了。我已經可以想像到時候的畫面了。

2. 不要轉過身繼續睡！
3. 立即起床！
4. 鍋子裝入水，放在爐上，準備煮水煮蛋！
5. 煮咖啡！

這麼一來，隔天早上還沒喝咖啡，就已經完成清單上的五件事，一定能為自己帶來滿滿的成就感：「你真的動力十足，一大早就這麼有生產力！」這聽起來很愚蠢，但很有效，特別適合以此開啟新的一個星期！

用說的當然都很簡單，但最重要就是保持積極，對吧！

我們的意志力和自律一整天都在幹嘛？

我們每一個人都有強烈的渴望，特別是面對與現在相關的事物與需求。但意志力和自律呢？

研究結果發現，自律和意志力不僅在極端情況下發揮作用，其實我們每天都在使用。在實驗中，受試者身上配戴一個蜂鳴器，每天會隨機發出嗶嗶聲七次。受試者必須說明在嗶嗶聲響起時是否感受到對某事物的渴望。你覺得結果會是如何？有一半的受試者答案都是肯定的，另外還有四分之一的受試者在嗶嗶聲響起前幾分鐘感受到某種渴望。但儘管如此，大多數的受試者都沒去滿足他們的那些渴望。[75]

這個測試引起了我的好奇心，於是有一天心血來潮也在辦公室試了一下，結果很慘。我發現測試當天我根本不會抗拒任何需求，反而正好相反，因為每一次蜂鳴器、也就是我的手機鬧鐘響起時，我不是正好幫自己倒了一杯咖啡、正在閱讀報紙文章，就是正和朋友聊電話。我們每天平均花費四小時來抵抗需求和誘惑。好吧，我顯然不屬於平均族群中的一員，我的頓悟應該是改進的當務之急。各位覺得自己的情況如何？不妨親自實驗看看！隨機設定鬧鐘時間，一天內多設幾次。

而自律似乎混合了遺傳和教育因素，因為兒童在自律方面的表現就已經有顯著差異。然而好消息是，自律也是可以訓練的！但美國心理學家沃爾特．米歇爾（Walter Mischel）知名的棉花糖實驗的受試者等不及了，他們是一群四到六歲的兒童，他們被丟入冷水裡或面對棉花糖的誘惑，大家或許也聽過這個實驗。為了瞭解兒童的自制力以及延遲滿足需求的能力，實驗中兒童單獨待在一個房間裡，眼前桌上的盤子放了一棵棉花糖。實驗開始前，他們被告知可以按鈴，然後立刻吃掉那顆棉花糖；或者先不吃棉花糖，等到有人回到房間，就會再給一顆棉花糖作為獎勵。[76]有些小朋友等不及大人離開房間就吃掉了棉花糖，有些稍等了片刻才吃；耐心等待第二顆棉花糖的小朋友，則設法分散注意力來殺時間。他們會閉上眼睛，仔細觀察房間或從各個角度觀察棉花糖，最終堅持了將近十五分鐘。

這個實驗原本到這裡就結束了，但米歇爾的女兒剛好也在他一九七〇年做這個實驗的學校上學，她的同學們聊起這件事時，米歇爾又想起了這個實驗。於是他想到一個想法，就是把當年的受試兒童現在的學校成績和當時的實驗結果進行比較，竟然出現了驚人的相關性：當時很有自制力等到第二顆棉花糖的兒童，學校成績比較好，而且也很受同學喜愛。另有其他實驗也明確證明了意志力和成長過程的相關性。有自制力的兒童長大後的生活形態比較健康，收入也比較高；而自制力較差的兒童輟學或犯法的比例較高。所以想要自律，就要趁早訓練。

所以下次採購時可以考慮一下，是不是該買包棉花糖，回家測試小傢伙們。但別擔心，米歇爾在一次專訪時曾說：「生活不能只有自制力，也要知道何時該屈服於誘惑。太多的自制力表示將永遠在等待第二顆棉花糖，那就活不出生活的滋味了。」[77]

疲憊的意志力

美國社會心理學家羅伊．博美斯特（Roy Baumeister）針對成年人的意志力所做的胡蘿蔔實驗，[78]不僅實驗名稱可愛，還帶來了令人印象深刻的認知。所有受試者都必須餓著肚子參加實驗，而且被安置在充滿餅乾香氣的房間裡，房間裡有三個碗，第一個碗放著餅乾，第二個碗放著巧克力，第三個碗放著胡蘿蔔。受試者分成兩組，一組可隨意吃，另一組只能吃胡蘿蔔。和棉花糖實驗一樣，只能吃胡蘿蔔的受試者必須耗費很大的意志力抵擋香氣四溢的餅乾，但他們都忍住沒吃其他碗裡的食物。緊接著他們被要求解開拼圖，事實上，這個拼圖無解，但受試者不知道，以為是智力測試。猜猜看結果如何！第一組約花了二十分鐘嘗試解題，那麼耗費很大的意志力抵擋餅乾誘惑的那一組情況如何呢？他們在嘗試八分鐘後就放棄了！

胡蘿蔔實驗證明了，當我們壓抑期望或慾望時，意志力便會變薄弱，這種行為特性之前也有其他實驗證明，但我們也能從自身經驗中認知到這種現象。我們在辦公室一整天都能抵抗去自動販賣機購買零食的慾望，但晚上下班後拖著疲憊的身軀回到家裡，一想到櫥櫃裡的巧克力，立刻飢腸轆轆，再也受不了了，一口就把它吞下肚。

此外，其他實驗結果也證實，意志力也會因情緒壓力而逐漸降低。在第二章提過的白熊實驗中，受試者必須長時間壓抑想到白熊的念頭會產生另一種效應。受試者在經過特定時間內不得想到白熊的實驗後，出現一種「週末夜現場喜劇節目秀」的現象（Comedy-Show Saturday Night Live）。他們幾乎無法控制自己的情緒，[79]會到處嘻笑、竊笑或裂嘴笑。

羅伊．博美斯特——根據佛洛伊德的自我——將這種意志力逐漸薄弱的現象稱之為「自我耗盡」（Ego-Depletion），這一概念已成為社會心理學家公認用來解釋各種行為的工具。在這種狀態下，我們不僅會比平常更早放棄，表現也不如以往，因為前額葉皮質已經精疲力竭，不容易發現錯誤。

可惜當我們的自制力不在最佳狀態，不適合和關係已經有點緊張的同事討論工作細節時，並沒有明確的跡象可以自我警惕。這種狀態唯一的指標是，任何事情都會引起我們的情緒反應：一點風吹草動就讓我們心浮氣躁，這一點更讓我們惱怒。高興的時候會得意忘形，冷水感覺更冷，吃到巧克力或乳酪蛋糕時，就還想要再吃一塊。我們的慾望像無底洞，意志力卻越薄弱。這個組合真討人厭！

意志力薄弱，還能訓練嗎？

現在我們知道了，我們的能量和意志力並非無限制供應的。因為一整天下來所有大小事都需要它們，所以會越用越少：無論是捨棄巧克力、不告訴同事最新的八卦或是不上網，即便不想做，也要專心在目前的工作上。可惜即使只是抗拒這麼輕鬆平常的小事，不僅意志力會逐漸消失，實驗證實，我們控制情緒、想法和行動的能力也會受到負面影響。

幸好我們可以透過截止日期或其他正當理由等強大的外在動機，稍微緩和一下這種自我耗盡的現象，重新呈現最佳表現。如果能樂於工作，具有內在動力，也能產生同樣的效果。因為有熱情，即使沒有強大的意志力，也能專注在該工作上，樂此不疲。德國知名小提琴家茱莉葉・費雪（Julia Fischer）曾在接受專訪時說道：「我十一歲參加曼紐因（Menuhin）國際小提琴大賽，準備期間每天練習五、六個小時，但從不覺得苦，沒有人鞭策我練習。」[80]

總之：意志力在特定程度以下是可以訓練的！大家不妨試試看！

自我測試：這兩個星期，我一直在嘗試做一些有別於平常會做的事。我的第一個計畫是抬頭挺胸坐好，不要像平常一樣彎腰駝背。要一直提醒自己這一點，實在不簡單，也很累，但幾天後就稍稍適應了。

另外還要提醒自己，使用非慣用手拿杯子或筆，一開始根本不行。我們必須隨時保持覺察，然後不斷重複練習。

我只能說：萬事起頭難，但這是訓練自律和意志力的好機會。大家可以親自試試，想想看這兩星期想做什麼平常不會做的事，兩星期後真的可以改變我們的舊模式。為什麼小小的自律行為就能提升我們的整體自律能力，我現在來告訴各位。

你對意志力和自律能力的基本加強和練習感興趣嗎？可以試試先專注在你想改變行為的單一領域上，例如：準時、飲食或進修。兩位澳洲心理學家梅根·歐頓（Megan Oaten）和鄭肯（Ken Cheng），在其有目的性地訓練意志力的研究中得到了令人驚艷的結果。[81]他們的研究耗時數月之久，受試者可以從健身、學習、財務三個領域選擇其中一個他們想自我改變的領域。他們在各別小組中與科學家們一起合作，逐步完成長期的目標和計畫。此外，受試者必須每天寫日記，記錄期間的經驗和成果。對所有受試者而言，科學家們的觀察和監控當然也起了舉足輕重的作用，特別是在意志力的耐久性測試期間，他們的意志力也強化了。

但最令人嘖嘖稱奇的是，受試者不僅在他們所選的領域改變了行為，連帶地他們的自律能力也延伸到其他領域上，他們更懂得量入為出、健康飲食，生活更有規律，整體上也更自律了。

更好的消息是：想要強化和訓練自己的意志力，只要專注在一個領域就足夠了。只要這個領域成功了，我們就贏定了，因為新的自律行為也會延伸到所有其他生活領域上。意志力雖然會因為必須抗拒每天的需求而逐漸降低，但如果可以有意識且覺察地訓練，還是可以強化我們在所有領域的意志力。[82]也就是說，當我們的行為例行化，更多的程序自動自發地執行，大腦就能省下很多能量：我們便能有效率且無壓力地完成工作，且還有剩餘能量可以享受下班後的夜間生活。

消除生活中的動力殺手！

我在前往柏林的列車上，感覺動力掉到谷底，暫時失去寫這本書的熱情，還有另一個原因：我的技術裝備太兩光，時間的巨輪在我的筆電上碾壓出歲月的痕跡，導致筆電經常

二〇一〇年夏天，有天晚上我坐在好朋友在柏林公寓的陽台上，眼前精心布置的桌上擺滿了各式各樣的開胃菜、起司和葡萄酒，連再擺個小鹽罐的空位都沒有了。但坐在麵包籃旁邊的窗台上感覺很舒服，附近街道上的樹葉也在風中沙沙作響。幾個工匠在對街的店鋪裡工作，從陽台往下看只看的到倚靠在牆上的老式梯子。

當下我做了一個決定，就是這麼突然。我還清楚記得幾分鐘後我告訴朋友，音樂學校兩星期後有個試鏡，我剛決定要去了。好朋友難掩驚訝表情，因為幾個月前就連我也難以想像我會去那裡試鏡。而只在車上聽過我唱歌的她，似乎也無法想像我為什麼會做這個決定。其實我只想弄清楚，我到底想申請舞蹈學校或表演學校。但當晚我決定去漢堡，事實上這方法確實管用，我還是不擅長唱歌，但音樂學校的課程帶給我很多快樂。不過這課程大約持續一年便結束了，因為那時候我接了很多案子。我的能力可能還不及音樂劇《獅子王》中的長頸鹿後腿。那天晚上當我的視線落在白色梯子上時，做了這樣的決定。難道有什麼出現梯子場景的音樂劇嗎？

除此之外，我其實是個有選擇障礙的人。在網路上訂音樂會票選座位時，我至少需要二十分鐘才能選好兩個位置。為什麼就連選擇午餐要不要加香菜這種這麼不重要的決定時，我總是要花很長時間？但重要的決定，我馬上就知道我想要什麼，因為我的直覺會告訴我。

我的直覺每次都那麼準嗎？如果想快速訂好音樂會門票，這種感覺哪裡找呢？

我們的基本可能性

古希臘哲學家亞里斯多德（Aristotele）認為，人是理性的存在，這點在其思想和語言中特別明顯。我有理性思考的天賦，所以我應該也能理性做決定。但不知何故，我似乎不是那樣。理性和感性經常不同調，參加音樂課程的決定一點也不理性，但我感覺是對的。

我們常覺得別無選擇，因為職業、家庭或外在情況等衍生出特定的慣例，導致我們的生活必須在特定軌道上行進。德國哲學家萊因哈德．斯普林格（Reinhard Sprenger）在其著作《決定在你！》（*Die Entscheidung liegt bei dir!*，暫譯）的一開始就一語道破，他提醒道，理論上我們隨時可以離開既定的生活軌道。各位此刻也可以把這本書拋到一旁，馬上買張西伯利亞鐵路的火車票、訂一張前往墨西哥的機票或決定現在就去南非的企鵝保護區工作兩年。

如果你有家庭、沒有錢，或如果有工作，當然很難說走就走。但如果這是你最嚮往的願望，如果你真的想，也是有可能辦到。但反過來想，我們此刻的生活也是自己所選擇的。理論上我們是自由的，可以隨時隨心所欲，決定自己想要的生活。

原則上我們擁有驚人的選擇自由，只是我們不常使用它。我們每天都可以自由選擇，但我們情願跟著例行軌道走。為什麼不反抗？因為這樣的生活簡單多了。我們每天早上吃一樣的麥片或總是生同一位同事的氣。我們選擇相同的路回家、選擇同一時間喝咖啡或點相同的沙拉或買相同口味的披薩。但我們應該不時提醒自己，我們可以隨時透過自己的決定來改變生活。但我們是如何做決定的呢？

有選擇，才能決定

我們做的所有決定都是以自身經驗為基礎，以我們的價值觀和目標為依歸。我們的經驗越多，目標陳述越明確、越有意識，大腦就越能根據這些價值觀和目標做出決定。因此，我們應該有意識地明確定義出自己的目標，才能在有疑慮時順利導航。

人必須至少要有兩種可能性或兩個選項，才能做決定，就連動物也知道這一點。為了形成區別，牠會執行一個小動作，然後自問：現在比較好還是比較差？為了判斷，牠需要從外界和內在得到資訊，亦即從環境和自身——就和我們人類一樣。

大腦每天至少會做兩萬個決定，根據美國北卡羅來納州德罕（Durham）杜克大學

（Duke University）的研究結果，這些決定中有四十%是基於習慣，而不是經過有意識的選擇過程所做的。[83]這麼多我們不知道的決定究竟是如何形成的呢？

很簡單：我們的大腦約每三秒鐘就想知道：「世界上有什麼新鮮事？」[84]大腦約每三秒鐘按一次「更新」按鈕，不時檢查是否有重要的新資訊，值得它花心思去關注。大腦自動為我們提供的這短暫的一刻，是屬於我們感知、資訊處理以及做決定的範圍，德國心理學家恩斯特・波佩爾（Ernst Pöppel）也稱之為時間窗口或當下舞台，顧名思義也完全說明了其功能。[85]我們可以在極短時間內將我們的感官印象合併成一個單位，或將想法訴諸文字。握手等情緒反應也只有在這麼短的時間內才會被視為合宜，如果有人握手打招呼卻久久不放手，對方的眼神一定也會表現不耐煩。

這個時間窗口會不斷地為我們更新當下的情況，特別在每天做數千個小決定時扮演重要角色。我們不需要三秒鐘就能評價自己喜不喜歡某人，或某個電視節目值不值得看或者還是繼續轉台吧。[86]這個時間窗口對我們很重要，但決定過程究竟如何進行的呢？

題外話：誰能想到——我們的意願潛能！

美國神經生理學家班傑明・利貝特（Benjamin Libet）早在一九八〇年代初就發表其知

名實驗結果，例如：在特定的幾分鐘時間內，受試者可自行決定何時想按按鈕，[87]並能透過牆上時鐘的指針明確知道自己決定要按按鈕的時間點。由於這個決定必須先傳導至相關的肌肉組織，才會進行按按鈕的動作，所以做決定的時間一定是在按下按鈕前。

利貝特想藉由實驗證明，我們是先做決定，然後或至少同時在大腦產生所謂的意願潛能，進而導致「按下按鈕」的動作。

他的實驗顯示，大腦約在我們意識到做出執行動作決定前半秒鐘產生意願潛能。利貝特對這項認知的詮釋是，這個活動不一定會導致行動，我們仍然可以有意識地否決決定。現在我們知道，大腦中的意願潛能會預備好行動的所有過程，且我們是否實踐行動與決定無關。但這是題外話，我們還是來仔細看看做決定本身。

當我們做決定時，大腦如何運作？

為說明我們的決定過程，恩斯特．波佩爾發明五層級模型的理論，各層級之間具有相互作用。[88]也就是說有的過程由下往上，有的由上往下。原則上，決定的基礎是先發生一個提供相關資訊的神經元活動。這是此模型的最低層級：亦即剛提及的意願潛能。如我們所知，很多決定是在我們不知情的情況下做出來的，例如：駕車或騎單車遇到危險時的緊急煞車等自動化程序。這些決定是在上一層的第二層級所做，即時間窗口層級，這裡反應的是我們的主觀當下。再往上是第三層級，即所謂的操作層級。該層級會檢查我們習得的技能，例如：騎單車。騎單車時，我們不需要再思考腳要先踩在踏板上或紅燈要不要停車，原則上大腦會自動執行這些動作，至少大多數情況下如此。這個操作層級又與上層所謂的策略層級相連。做決定以後，我們需要靈活性和開放性，讓行動隨著決定而來。當我今天去上瑜珈課之前想先去一下超市，我一定會決定早一點出門，至少大多數情況下如此。最後來到戰略層級，就會讓我們回到我們的意識之中。今天騎自行車去上瑜珈課，是一個有意識的決定：我定義了一個策略性的目標，為了在這一層級上盡可能順利完成，我們需要一個運作良好的操作層級，因為騎腳踏車這件事如果受阻，上瑜珈課也會受到影響，因為我會遲到。

我們時時刻刻所做的眾多決定，也是以我們的價值判斷為基礎，例如：騎腳踏車比較環保，或為了節省時間決定開車去上瑜珈課。如我們所知，整個決定過程有很多個層級參與其中，而這些不同的層級之間相互依賴，無論是由上而下或由下而上，或許還有一些從右到左。

我們的知識和經驗參與其中

大腦研究一般會將知識分為顯性和隱性。顯性知識泛指所有可以訴諸文字或以圖形表示的事實知識，顯性知識大多歸類於左半腦，例如：如數家珍地背出德國十六個聯邦。

隱性知識就比較難理解，它是一種我們不會立即意識到的知識。我們可以在不知道個別步驟的情況下，將桌球打回去給對方。直覺也是其一，也就是當我們反射性行動和正確反應，但又無法確實解釋為什麼可以這麼精準執行那項行動的時候。直覺是我們經年累月的經驗累積和經驗再處理發展出來的，我們的內在聲音「在我們想都沒想的情況下，會去查閱可立即調閱的整體經驗庫、所有的反應樣板、評估以及認知」[89]，德國海德堡（Heidelberg）大學的心理學家科妮莉亞．貝奇（Cornelia Betsch）如此解釋道。當我們在某特定領域擁有大量的經驗累積時，就可以特別信任這種直覺，例如：下棋。

現代大腦研究還提到第三種型態的知識：與右半腦息息相關的圖像知識[90]。我記得和圖像相關的一切，特別是在參加記憶大賽的時候，根據我的經驗，這三種層面的知識都具有其重要性，因為它們都參與了我們開啟記憶的過程。圖像知識讓我們憶起歐巴馬總統在布蘭登堡門前演講時脫下夾克的模樣。我們的隱性知識知道歐巴馬脫外套的模樣，而顯性知識知道，這件事於二〇一三年六月十九日在柏林發生，而歐巴馬之所以這麼做，是因為讀稿機故障，他為了緩和當時的現場情況，才這麼做的。

我們在做決定時應該有意識地利用這三種層面的知識，我們的生活經驗在做決定時當然也扮演重要的角色。這一點飛行員進行標準化測試時即可證明：在大約相同的飛行時數條件下，年長的飛行員在能力和危機處理的表現普遍優於年輕的飛行員。

理性的問題解決策略

面臨抉擇時，我的第一個步驟通常是根據所有現有資訊邏輯思考，哪個選擇最適合我。但這個過程真的只有理性成分嗎？做決定是千年的老問題，很慶幸我並不是第一個在這方面有問題的人。讓我們看看像勒內・笛卡爾（René Descartes）這種偉大思想家、理性主義創始人暨啟蒙運動最重要先驅，他對這個議題的想法以及為我們留下的典範。笛卡兒在其著作《方法論》（*Discours de la methode*）第二部中留給我們四個原則，[91]我在這裡簡短說明一下：第一，大腦喜歡明確，所以我們應盡可能明白且明確地表達問題，可能的話盡可能不要有偏見，但這不容易，因為我們深受思維模式的影響。不要相信未親自驗證的事情，此外，笛卡兒還建議，遇到問題時，先詳細觀察問題，但不能忽略整體大局。第三，處理方向應該從簡單到複雜，這點隱性知識可以幫上忙。最後，應該從整體上考慮問題，即全盤考量。但笛卡爾是不是忘記了什麼重要的事情呢？

情緒與情感

針對情緒對從理智到決定造成哪些影響的評估，自古以來一直是重要的哲學議題。十七世紀的笛卡爾認為，情緒會影響理智和真正的認知可能性，但蘇格蘭的哲學家和經濟學家大衛・休謨（David Hume）則認為：「理性的確是而且也應該是情感的奴隸。」[92]過去幾個世紀，理性又再度凌駕於情感之上，且制衡著情感。但如第二章所說，我們現在都知道，思考也有感情。例如：情緒也能決定某個論點的利或弊。大腦的情緒中心如果受損，我們就很難做決定，甚至例如：預約看診時，很難從兩個時段之間做選擇。[93]

情緒和情感之間有差別嗎？雖然在日常生活中經常將這兩個詞視為同義詞。葡萄牙神經學家安東尼奧・達馬西奧（Antonio Damasio）認為它們是緊密交織循環的兩個過程，但兩者可明確區分。[94]情緒指複雜且很大程度上是自動化的行為程序，是在人類進化過程中發展出來的，主要發生在體內。我們會透過脈搏、身體姿勢或臉部表情來反應恐懼或憤怒等情緒。

反之，情感則是我們在自己的專屬電影中所感受到的：情感是我們對情緒的主觀感受。我們甚至可以測量情緒開始和感受到情緒之間的時間差：將近五百毫秒或大約半秒鐘。如果想到，一個神經元可以在數毫秒之間「爆發」，那麼這點時間對大腦而言已經算是半個永恆了。但在我們的感受之中，半秒鐘的時間不算長，因此我們感受不到情緒和情感之間的差異，所以會將兩者視為同義詞。

當我們理性思考問題時，與我們的情感中心，即邊緣系統連結的前額葉皮質會參與思考程序。前額葉皮質會在特定情況下控制脈搏或情緒，最終所做的決定都是情緒化的。「原因在於，可以直接使用大腦中最終決定我們行動的那些系統是邊緣系統，而不是大腦皮質的理智系統，光有理智和理性不具任何影響力。」[95]神經生物學家格哈德・羅斯（Gerhard Roth）說道。我們應該將情感和理智視為彼此地位相當的好朋友，因為它們不適合單打獨鬥，合作無間才是絕配。

如何形成情緒化決定？

情緒和情感會幫助我們決定是否傾向或偏離某事物，它們是經由數個大腦皮質互動所形成，特別是在被大腦皮質圍繞著的邊緣系統內形成。邊緣系統包含杏仁核和海馬迴、眼窩額葉皮質、腦島以及扣帶迴。

即便我們自覺理性行事，但情感有時候會無意識地將我們倒向這個或那個方向。當獎勵系統察覺到我們真的很想要一台全新的「智慧型 LED 超平 3D 高畫質 Super Plus」大尺寸電視時，我們的理智當然也會啟動，忍不住瞄一眼價格標示，觸發了主管疼痛中心的腦島，於是我們會將這股疼痛感與得到新電視的獎勵期待互相比較，然後做出決定。原則上，與事實情況保持一點距離，能讓我們理性衡量、評估和選擇，也有助於做出有意識的決定，所以「隔天再看看」，的確是很好的建議。反正我們無法擺脫自己的情感，但可以透過情感明白，進而有意識地使用我們的情感。

我們不僅會恐懼，我們還能感覺恐懼逐步接近我們；我們不僅會憤怒，同時還能感受到怒氣。我們可以自我觀察並記錄情緒，甚至為當下的情緒命名，重新評估情況，藉此降低我們的恐懼或憤怒。意識到這一點有助於將負面情緒拋到一邊，做決定時也是如此。但這種負面情緒會讓我們再次仔細思考，因此有時候也會防止我們做傻事。

當我們的理性思考和情感達成一致時，我們才會將所做的決定評價為好的決定。腦部掃描結果證實這一點：當我們覺得所做的決定是直覺決定時，大腦中代表情緒評價的區域顯得特別活躍。在做這類被視為正面的決定時，大腦中代表與自我密切相關的區域，即自我與決定彼此認同的區域也會被啟動。[96]因此我們對直覺決定的信任度高於僅透過「理性思考」所做的決定。

但這種堪稱從大量無意識經驗和感知萃取出來的直覺是如何形成的？直覺以隱性知識、經驗和期望為基礎，我們的獎勵系統在其中發揮關鍵作用。

獎勵系統、直覺和期望

大腦的工作原則：將危險最小化，獎勵最大化。當我們享用酥脆可口的豬排或我們最愛的球隊贏得比賽時，負責讓我們感受到愉悅的獎勵系統是神經科學家詹姆斯・奧爾茲（James Olds）和彼得・米爾納（Peter Milner）在一九五四年的意外發現。這兩位研究人員將電極放入老鼠的大腦中，正好位於現今稱之為獎勵系統的大腦區域。

小老鼠們的大腦不斷受到電極刺激，導致對四周環境失去興趣，異性、食物和水都引不起它們的興致。它們孤零零地待在籠子的角落，只能自行透過一個操縱桿為自己觸發幸福感。研究人員後來發現，這種行為是因為過量的多巴胺所引致。

如我們所知，多巴胺是大腦中重要的訊息傳導物質之一，負責在神經細胞之間傳遞脈衝的神經遞質，有助於調節我們的情緒。它不僅僅是眾所皆知的「快樂荷爾蒙」，當我們無法根據經驗或情感做決定時，它能鼓舞我們找到全新的解決方案。

我們的大腦不斷地在計算最有可能出現的反應，如果所有反應都如它所預期，那其實也很無聊。在咖啡廳裡點了一杯咖啡，最終也拿到了咖啡，獎勵系統會維持冷靜和放鬆。但該系統無須儲存和處理任何事，因為所有反應都在預期之中，且依照例行性程序進行。偶爾也會發生出乎預期之外的事。甚至如果發生超過現有模式的情況，例如：我點了一杯咖啡，但店員除了給我咖啡，又送我馬芬小蛋糕試吃，這種短暫的多巴胺釋放，會使感受到的獎勵和幸福感更為強烈。這時大腦會出現以下訊號：注意，這個新資訊很好，甚至比預期還好！[97]大腦每一次發送這種訊號時，我們就會得到新經驗，並學習到新知識。

當諸如：買咖啡、取咖啡、付錢買咖啡等簡單的模式儲存後，即便有非常細微的變動，相應的神經細胞也會提高警覺做出反應。一旦發生超乎預期的情況，例如：沒有咖啡了，負責的神經元便會突然降低其活動，即降低行動潛力的頻率。大腦通報發生預測錯誤，多巴胺即停止釋出，我們就會感到失望。我們的情感很大程度也會受到期望的影響，我們的大腦不僅會在買不到咖啡時發出警報，它自己也能察覺到非常細微的改變或異常，蛛絲馬跡都不會錯過。

我們透過感受這種預測錯誤的方式察覺到矛盾，並從中學習，進而不斷更新大腦中的反應模式。這個過程是由邊緣系統中的扣帶迴參與其中。

「更新」程序——亦即從錯誤中學習隱性知識的過程，是直覺式決定的基礎，我們可以以正面的方式影響該程序。「變得更好」的秘訣主要在於有意識地處理和自我批評，因為信任自己的經驗和情感需要覺察力和有意識地分析事件，但這並不表示每一個直覺都是正確的。直覺所做的決定也應該以理性再次檢視，大腦在自發性預測時，也常錯估未來事件可能產生哪些正面或負面影響。哈佛大學的心理學家丹尼爾・吉爾伯特（Daniel Gilbert）發現，「大多數事件的愉悅後果不如多數人想像的那麼強烈，也比較短暫」。[98]但幸運的是，當我們的預測錯誤時，我們也很善於適應新情況。

但要做重要決定時，我們也應取得所有必要的資訊，避免倉促決定。然而在必須快速解決複雜問題的情況下，我們常感到資訊氾濫，因為我們的工作記憶容量太小，無法考量到所有資訊。因此在

圖像記憶扣帶迴（Gyrus cinguli）：下一次我們去希臘玩，吃到好吃的希臘式沙威瑪（Gyros）時，我們也一定能體驗到很多新鮮事。或許在前往希臘的路途上，我們會發現有一個小小錫兵（Zinn）卡在水溝（Gully）裡。

這種情況下，相較於理性決定，我們更可以相信直覺。如果我們能有耐性、給大腦一點時間，在這期間「不要有意識地思考目前的問題」，[99] 荷蘭拉德堡德（Radboud）大學荷蘭籍心理學家戴斯特豪斯（Ap Dijksterhuis）建議道，那我們就能為複雜的問題做出最佳的決定。

如果理性和情感得出不同的結果，那只能等待，交由時間處理，等到有新經驗時，才能讓兩者再度達成一致。那如果感受不到情感呢？那就只能丟出硬幣，讓命運來決定，再來察覺自己的反應了。你覺得這個結果如何？想像一下這個交由命運拋出來的決定的未來如何？或許我們自發性的反應會引導自己做出完全不同的決定呢。

圖像記憶收集新經驗：以水族箱爲例，這表示參與水族箱表演秀的魚兒無法獨自一魚完成表演。在觀衆看不見、無法被意識到的黑色背景裡，還有一小群魚照看著，不容許表演有一丁點的出錯。這些擔任提詞人或助理導演的魚兒知道表演秀的內容，也知道整場秀的流程，會預期什麼時間表演什麼，還會不時將目前的表演內容和自己的預期互相比較。若有任何地方出錯，它們就會記錄下來，下一場秀就要改進。此外，它們也必須掌控一切，萬一發生危險時才能及時反應。一旦發生危險，它們就會暫停演出，並將聚光燈轉向他處，來轉移觀衆的注意力。也不能讓巨大的鯨魚中斷表演，因爲鯨魚特別喜歡惹怒上台的魚兒！

每天作決定的力量

各位或許也已經注意到，忙碌工作了一整天後，思緒不再清晰？或做了太多決定以後，感覺大腦逐漸混沌，越難以做決定？這是因為大腦做了太多決定而感到精疲力竭，這和處理過多資訊時的情況一樣，在面臨決定之際，必須思索哪些電子郵件和訊息重要，哪些是相關資訊等。當我們購物時無法做決定時，也有相同的經驗。

雖然我們的儲能器可以透過葡萄糖快速填滿，但作用卻不持久。血糖會快速短暫飆高，但又快速下降。健康的午餐能提供續航力更高的能量，是不是應該午餐後再去購物比較好呢？

相較於因疲倦而購買不實用物品，這種因做太多決定造成的能量耗損可能導致更嚴重的後果。紐約哥倫比亞（Columbia）大學的心理學家喬納森．列瓦夫（Jonathan Levav）和以色列本．古里安（Ben-Gurion）大學的心理學家謝．丹茲格（Shai Danziger）和其團隊甚至發現，是否讓罪犯減刑的決定與法官的精神能量資源有關。雖然都是類似罪刑的案例，但如果在早上開庭，法官判給罪犯減刑的機率為七十%，下午接近晚上時開庭，機率則僅剩十%。法官經過一整天做了無數個決定後，精神耗損嚴重，最好避免再做決定或延期再

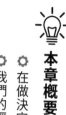

本章概要

- 在做決定的過程中，理智、知識、經驗和感受以及獎勵系統都會參與其中。
- 我們的經驗累積越多，就越能相信自己的直覺，但也要不時運用理智，檢視最終的決定。
- 大腦會一直嘗試透過預期來預告事件。
- 當感覺和理智對某個決定有不同結果時，或許可以多點耐性，讓時間來解決。
- 有時候，水到渠成，根本不需要做決定。

如何變聰明？

- 從理性和情緒角度來看待決定。
- 做決定時也要有意識地覺察自己的直覺。
- 必須做艱難的決定時，可以丟出一個硬幣，讓命運來決定，然後觀察自己對這個決定的反應。
- 想從錯誤中學習，就要分析自己的錯誤，這也能強化我們的直覺。
- 嘗試從不同的角度和視角觀察問題。

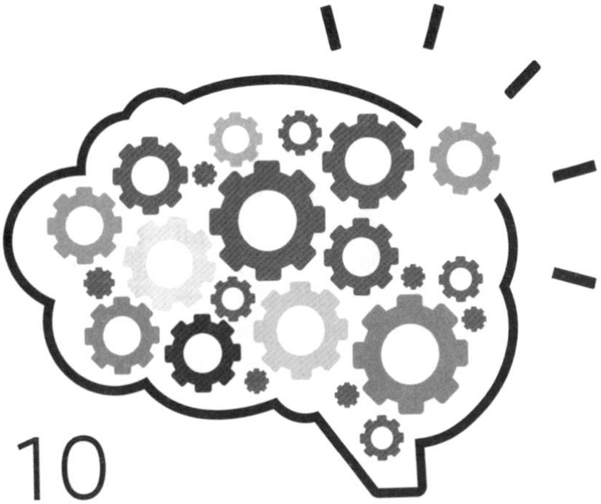

Chapter 10

我有一間房、一隻猴子和一匹馬，唯獨沒有……

創意和生產力

「人可以改變世界或自我改變，後者比較困難。」

美國作家，馬克・吐溫（Mark Twain）

該保有好奇心，才不會馬上滿足於腦海中浮現的第一個想法。而實踐新想法或走進餐廳要蛋，則需要勇氣。

大家一定會想到解決方案，所以不能再說自己沒有創意。不是只有藝術家有創意，其實我們大家都有創意。我們天生就具備思考和解決問題的能力，因此我們「天生就有創意」（von Natur aus kreativ）。這是大腦研究學者恩斯特·波佩爾的論點，也是他其中一本著作的書名。[103]

雖然有關創意方面的大腦研究目前仍在幼稚園階段，但已經有科學證明，激發創意需要左右兩半腦的合作。比較有創意的右半腦在處理創造性任務上確實表現得比較活躍，但不一定都是相同的大腦區域參與其中，創意的激發是各種神經網絡相互運作所產生。每個人都有左右兩半腦，因此我們已經具備創意的所有條件。各位肯定早就有創意了，只是不自覺或是創意還沒發揮出來罷了。

但有些人的創意的確比他人高，且從事創意性工作。他們與「無創意者」的最大區別在於，他們在生命中的某個時機點決定要有創意，正如美國心理學會（American Psychological Association）前主席羅伯特·斯騰伯格（Robert Sternberg）在其長年針對創意、智力和生活經驗所做的研究結果。[104]認為自己無創意的人，一定也無法發揮其創意潛能。

史丹佛大學的加拿大籍心理學家亞伯特・班度拉（Albert Bandura）證實了，信念不僅決定我們的觀點，也影響我們的目標和行動。例如：小學三年級時，湯米（Tommi）嘲笑你畫的蝴蝶很醜，這句話可能導致你對自己創造力的懷疑，認為自己沒有創意。評論可以產生很大的變化，無論正面或負面！所以最好不要盡信所有看法。又例如：保羅・麥卡尼（Paul McCartney）和喬治・哈里森（George Harrison）的音樂老師並不覺得兩人具有非凡的音樂天分，所以音樂課只給了他們中等的成績，如果他們兩人相信音樂老師對自己的評價，那世界上應該就不會有披頭四樂團（The Beatles）了。

我希望各位對自己的能力不要有偏見！因為創意的過程也攸關是否對自己的能力有自信、克服對失敗的恐懼以及不要與他人比較。重要的是，要對達到自己設定的目標有自信，最好能逐步完成大量的小目標。或許你有興趣立即開始。

下定決心要有創意，當然不會讓大腦馬上開始產生創新想法，但這是第一步。創新會帶來很多的樂趣，我們可以馬上試試。看到下一頁的下方有三排、每排各有六個圓圈嗎？現在各位有三分鐘時間，盡可能在每個圓圈裡填入一個想法，完成越多個圓圈越好。這是一個非常經典的創意練習。圓圈可以代表什麼？網球？貓臉？大家可以試試看。也可以互相結合圓圈。[105]

如果想不到任何想法，可以轉頭看看四周環境，有什麼圓形物品？我也確定，各位一定會有所發現，也可以使用顏色喔！

創新是什麼？

「創新」意指透過將資訊、理論、技術的新型態連結或透過各種產品的非尋常組合，形成新的東西，藉此開發出原創的想法。德文的「Kreativität」源自於拉丁文的「creare」，意思是創造和產出。創新常來自於不同元素的結合與融合，一開始聽起來似乎有點難。

如前所述，取得創新想法的第一個步驟，就是相信自己。國際知名設計公司創始人以及合作夥伴大衛・凱利（David Kelley）和湯姆・

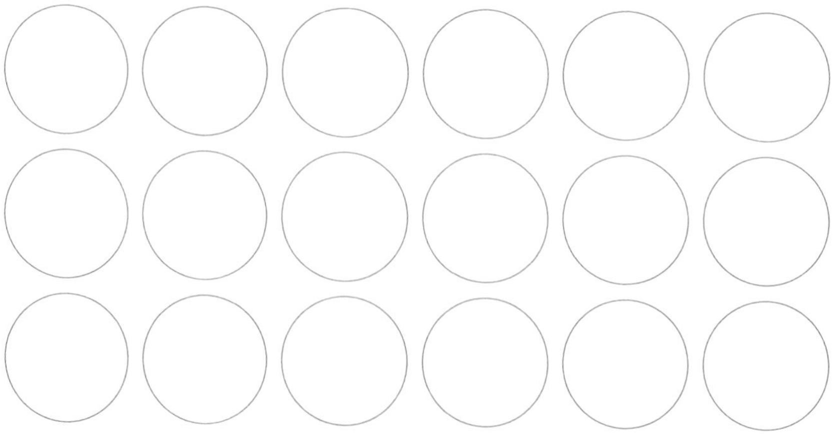

創意圓圈

凱利（Tom Kelley）兩兄弟說道：「從本質上來說，創造力就是相信自己可以改變世界——堅信自己也能達成目標的信念。」[106]哇！這句話比單純的定義更有力。但改變世界何其容易，不是嗎？但確實有許多大大小小的範例可以證明，我們真的擁有改變世界的能力！每一個人都是，你也是！蘋果的共同創始人之一史蒂夫．賈伯斯（Steve Jobs）不僅改變了世界，而且是徹底的改變了世界，這是他的目標。他相信一個人可以在宇宙中留下一個「痕跡」，[107]而且也勇敢去做了。

我們當然不必馬上就去破壞宇宙，日常生活中也能有所作為。有一句非洲諺語說：「很多小人物在很多小地方做著很多小事，就能改變世界的樣貌。」另外還有一個好消息是：創造力也能訓練。

當然在有目標地搜尋過程中，也會形成創新想法，但想法也可能不請自來，這時就要即時抓住它們。例如：一九六四年，英國物理學家彼得．希格斯（Peter Higgs）有一天在愛丁堡（Edinburgh）大學圖書館分類雜誌時，突然想到了一個數學靈感，可以用來解釋為什麼所有物質的組成部分都有質量。[108]希格斯認為，這一次的靈感純屬好運，這個發現——希格斯玻色子——於近五十年後讓他獲得了諾貝爾物理學獎。

很多作家也表示，有些作品根本就是自動從筆尖流出，並非自己有意識的行為。約翰．

沃夫岡·馮·歌德（Johann Wolfgang von Goethe）也曾說過，他在寫《少年維特的煩惱》（*Die Leiden des jungen Werthers*）時，不假思索就能振筆疾書，他就只要把筆握住就好。[109]

創新想法是什麼？回想起來，無論是自己或他人的創新想法，對我們來說大都是符合邏輯且和諧的。當然囉，不然純理論的我也想得到。

然而，即便是天外飛來的靈感，背後通常也蘊藏著很多努力以及從無數反覆練習和大量錯誤中脫穎而出的創意結果。「回想起來，每一個創新想法都是合理的」，[110]亦即具有可驗證性，認知科學家和創新研究學者愛德華·德·波諾（Edward de Bono）總結說道。然而，我們可以透過邏輯思考找到創新想法的假設卻是騙人的。因為唯有跳脫邏輯思維和規定的極限以及思考軌道，才能開創有別於平庸的康莊大道。我們可

圖像記憶視角轉換：讓我們再度回到水族箱。水族箱很大，魚兒很懶，不想自己游到想去的地方，所以水族箱裡也架設了有很多車站和軌道的巨型雲霄飛車系統，橫向或交叉在水族箱內。代表我們的想法的魚兒如果都在相同的車站上下車，在相同路段上往返，旅程中不會有太多新發現，不會認識新的朋友，也無法激盪出新的想法。所以透過創新想法，即有創造力的魚兒，可不時改建或擴建雲霄飛車系統，我們的全部想法或說所有魚兒都能從一段路轉換到新路線或轉換新方向。藉此可形成創新的全新熟悉區域，爲魚群、也就是我們的大腦帶來其他新創意。

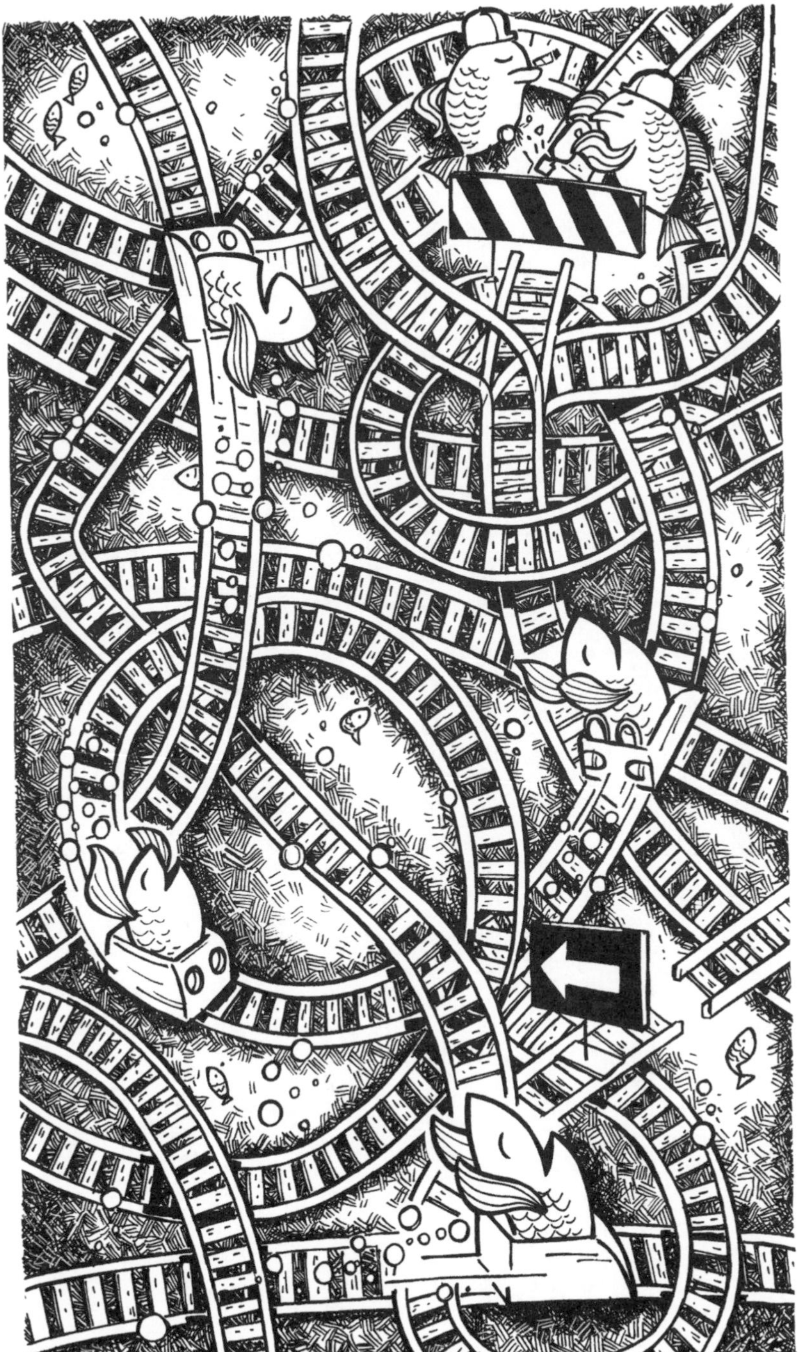

如創新研究學者米哈伊・奇克森特米哈伊（Mihaly Csikszentmihalyi）所述，偉大的創新、突破性認知或成就，也需要運氣以及正確的資訊傳達。他認為，愛因斯坦就是偉大的創新者之一。愛因斯坦在沒有浩大團隊的協助之下，獨自以 $E = mc^2$ 的公式創立相對論，但他的論點也是以既有知識和既有的創新想法為立基點。[111] 因此，米哈伊認為，偉大的創新不僅與個人和其新想法或理論相關，也與文化、環境和當時的條件息息相關。此外，識別和確認創新的專家們也不可或缺。畢竟哪一項創新才是偉大的創新，最終還是得由全體社會來決定，因此還是要有點運氣！

在日常生活中發揮創意時能多點好運也不賴，有助於解決工作或生活上的大小問題。幸運的是，我們自己便可以激發出這種好運。

創新、生產力和創造

我開始研究「創新」這個議題時，很快就發現，有創意的人不僅有創意，還有很高的生產力。這也應證了：積極探討某個議題或問題，讓自己的思維自由發揮的人，自然也會產生出很多想法。有人說，創新不在於個別的創意，而是大量想法之間的不斷交流，形成為了辨識出經常會在休息時出現的好想法，我們應該要有所意識，靈感特別喜歡在身心放鬆的時刻出沒。所以我們要隨時待命，不要與靈感擦身而過。法國微生物學家路易・巴斯德（Louis Pasteur）曾說道：「機會是給準備好的人。」[114]所以很多創新者身上隨時攜帶紙筆，或至少一枝筆，甚至在淋浴時也能將突發奇想記在浴室玻璃上。所以即使在放鬆的時候也要把握住好想法，最好能立刻用筆記錄下來，然後再繼續放鬆休息。

馬克・比曼（Mark Beeman）在其研究中也發現，快樂的人比較容易頓悟。美國印第安納大學伯明頓分校（Indiana University Bloomington）心理學家愛德華・賀特（Edward Hirt）的實驗也出現類似的結果。他在測試受試者的創造能力之前，先利用各種短片讓受試者進入不同的情緒氛圍之中，結果是：受試者心情不好時，創意比較難發揮；受試者心情越好，想法越靈活，越有「創意」。

出現思維障礙時，重新思索或重新表達最初的問題，也可能有所助益。所以遇到問題之初就應該思索是否問對了問題。

想獲取好想法，不要只是找尋，還要讓自己得到啟發，也不要只是呆坐在書桌前。偉大的哲學家也不會坐在桌前苦思，斯多葛學派的哲學家會在門廊上思索哲學，笛卡爾哲學派則習慣躺著沉思，莫札特躺在床上時最有靈感，尼采（Nietzsche）最喜歡到阿爾卑斯山健行。所以為什麼我們會認為坐著就會有靈感呢？為什麼我們常在習慣的環境中等待不尋常的想法呢？它們從不曾來這些地方找我們，不是嗎？

如何發揮創意？

大家可以想想，自己在哪些地方最有創造力和生產力。例如：作家J・K・羅琳（Joanne K. Rowling）在咖啡廳完成《哈利波特》（*Harry Potter*），她覺得，在這裡工作特別有靈感，可以讓她有如施展魔法般變出新奇的想法。

各位可以試試不同的地點、背景聲響或戴上耳塞，找出最能激發自己創造力的地點和方式。據說藍色也有助於激發想法和創意，因為藍色有紓壓作用，就像天空、海洋、湖泊或河流。但不僅地點可以激發創意，也可以在辦公室或任何地方戴上耳機，輕鬆變換出咖啡廳背景聲響或許多其他聲覺氛圍，但只有在極少數情況下，高分貝的環境有助於提升創造力。

但不是只有地點和情緒有關係，米哈伊認為，自律以及保持好奇心和讚嘆美好的能力也是創意的一部份。例如：他建議可以每天嘗試用自己的方式重新表達報紙上的一小段文章或標題，讓這些文字更具原創性、更令人難忘，甚至更奇特。他還有更進一步的作法，因為對他來說，視角轉換是創新的關鍵。所以他建議，可以嘗試從他人的角度仔細觀察自己的個性，或透過角色扮演，來瞭解自己如果是對方，會有什麼樣的行為，藉此讓自己變成更正面、更有創意的人。

他認為，明白何時該專注於探究問題細節、何時該著眼大局，以及獲取有助於解決問題的可能新資訊或「漫遊」的想法，也算是另一種形式的視角轉換。但他近期說過，這或許是他最重要的名言：「最終真正重要的不是自己的名字是否貼在被認可的發現旁，而是是否過著滿足又創意十足的生活。」[115]他說的一點都沒錯。

視角轉換

知名的創意思考方式之一，由愛德華・德・波諾（Edward de Bono）提出的「六頂思考帽」，[116]就是以視角轉換為基礎。至今許多國際集團在會議或討論中也廣泛使用該法來進行腦力激盪。因為在會議上必須迅速確認立場和看法，因此可利用這個方法進行結構性思考，然後再於個別步驟中思考單一問題。六頂不同顏色的帽子代表不同的視角：白色思考帽代表事實，就像一張白紙，可以在白紙上寫下所有事實資料；黃色思考帽代表正面和樂觀；黑色思考帽代表批評、找出疑慮或障礙；紅色思考帽代表情緒；綠色思考帽讓人聯想到綠色植物，代表成長和對新事物的希望。透過每一種顏色的思考角度，思考更多有關具體問題的其他層面、想法和替代性建議。

所有的新想法都先不進行評估，因為這一階段的目的在於收集大量的各種靈感。有如天空的藍色思考帽一律在最後運用，而且最好安排在短暫休息之後。藍色思考帽的運用方法在於從上方，亦即以鳥瞰的角度綜觀所有解決方案和決定。運用此法時，小組的所有成員可以戴上相同顏色的帽子，或戴上不同顏色的帽子，數分鐘後將代表思維角度的帽子向左傳給下一位，同時取得另一頂顏色的帽子。這個方法適用於團體，也適用於個人。但建議最遲在腦力激盪階段之後，就應該與他人分享自己的想法，因為透過溝通才能產生新想法。大家也可以站在他人角度設想，然後問問自己：「如果是愛因斯坦或我的老闆、我的客戶或勇於冒險的企業家，他會如何處理這個問題？」

另一個改變視角的方法就是髮夾彎（Flip-Flop）思維方式，即收集無助於達到目標或解決問題的想法。我們的大腦不僅會因為不一致而快速地注意到負面層面，也會快速地想到負面想法。所以各位大可往負面方向去思考，或許就能逆向得到新的想法。除了改變視角，我們還能做什麼？

擴大觸動熱情的能力

我們對什麼有熱情？或許回想自己小時候看到什麼東西會歡呼驚叫，就能找出一大堆答案。最近在公車上，坐在我後面的一個小男孩突然高興地尖叫，因為他看到了一台起重機。他朝著那台起重機的方向整整尖叫了三分鐘，像極了神經病。但為什麼我們不再感到驚訝？那是當然的，我們的大腦看過太多起重機了，起重機再也引不起我們的熱情。事實上，我們只有在看到不符合大腦中既有模式的事物，才會感到驚訝。

歌德曾說：「一成不變讓我們平靜，矛盾激發我們的動力。」這需要我們的感知和觸動熱情的能力。如何快速產生動力呢？

自我測試：米哈伊建議將讓我們感到驚喜的事物記錄下來。我已經嘗試了一段時間，但我不在這裡一一陳述這些東西，免得讓大家感到無聊。但當我們開始找尋以前不曾去感受或不尋常的事物時，才驚覺所有事物都變得神奇了，這才是最迷人之處。我照著他的建議去做，發現我對記憶中的事物更有意識了，發現能讓自己像五歲小孩感到驚喜的事物依舊存在著，例如：彩虹和肥皂水吹泡泡。

大家也要每天發掘能讓自己感到驚喜的新事物，還要不時對自己提出新問題。因為當我們發現新事物或有意外驚喜時，腦內的多巴胺就會增加。當我們發現有趣或令人興奮的事物時，會感受到幸福感，進而激勵我們持續專注在該事物上。

博士論文探討「記憶和身份認同」議題的西蒙娜．尼可拉斯（Simone C. Nicklas）告訴我，寫下我們對過往事件的想法、感覺或記憶，通常代表願意試圖理解過去和現在，將它們與自身生活融合，並建立與自身的關係。我們透過這樣的方式積極探索自我以及自身的身份認同。我們可以藉由「寫下來」與自我保持距離，進而從第三者的角度進行自我觀察。如果寫下虛構的故事，試圖藉此嘗試替代性行動的可能性，重新或從其他角度瞭解自己，也是可行的方法。

釣出新想法

我們在處理問題時，大腦的不同區域會呈現活躍狀態。為了讓正確的電路在思考時交會，進而產生新想法，建議不要漫無目的地亂想。我們可以以特定字母為餌，例如：德國的城市—國家—河流遊戲，有意識地釣出想法。如果請大家說出自己想得到的城市名，大家一定可以馬上說出好幾個，但如果依照字母，試著找出各字母為首的城市和國家名稱，答案一

本章概要

- 創造力就是開發和實現原創的獨特想法。
- 創意不會無中生有，也需要生產力。
- 在能帶來啟發的創新環境中最能發揮創意。
- 好奇心和能觸動熱情的能力是創意的基礎。
- 靈感買不到，但如果能保持覺察，對所有新事物保持開放的態度，並從各種不同的視角看待問題或目標，就有機會開發出創新想法。
- 尋找解決方案時，更加專注在問題本身，通常無助於解決問題。這時暫時離開問題，去做點其他事，可能會有意外驚喜。

如何變聰明？

- 每天創造讓自己感到驚喜的機會，寫下新發現，也將這份熱情傳播給他人。
- 打破舊有模式！試著使用新的處理方式。
- 不要滿足於腦袋中浮現的第一個最佳想法。
- 一開始就有意識地從不同的角度看待自己的問題；也要運用創意思考方法改變視角。
- 發掘自己一直很想做的事，其實這些事我們早已心裡有數！

- 遇到思考障礙或陷入思緒死胡同時，轉移注意力！去看一些有趣的事物！
- 保持距離，重新找到新視角。
- 必要時，可以用自己的方式重新表達問題。
- 保持快樂心情，特別是在尋找創意時。

樹與手推車

羊在烤架上跳舞、啤酒瓶從屋頂滾下來、萊姆酒瓶在聞花香、海水從花圃裡湧出、一棵樹從手推車上長出來，我腦中閃過上百個瘋狂的畫面，視線落在碼表上，還有一分鐘，快速再重複一次。羊、啤酒、萊姆、海洋、樹。當我試著在五分鐘記住約兩百個數字時，我腦海中的畫面大概就是這樣子，這時的我正處於非常專注的特殊狀態下。我以前的速度還可以更快，但腦中的畫面原則維持不變。我將數字轉換為圖像：68就是羊，啤酒94，萊姆43，海洋24等等。為什麼要這麼做？相較於抽象的數字，大腦比較容易記住圖像。我年輕的時候在記憶大賽上花好幾個鐘頭在記數字、臉孔或撲克牌，無論哪一種，我都使用圖像記憶。

我認為這種狀態類似冥想，我會這麼說是因為一位朋友寄了有我專訪的舊影片給我，這個影片記錄我十四歲時說明如何記住數字的方法。影片是在倫敦的一次世界記憶大賽時參加完某項目後拍的，那個項目是以正確的順序每秒鐘說出一個數字。接受專訪時，我的語氣非常冷靜，完全不像我平時面對攝影機時的情況。我的狀態似乎很「不正常」，然而在極度全神專注之後出現這種反應，一點也不奇怪。在進行這類競賽時，不容許一丁點的斷片情況發生，因為只有第一次出錯前的數字才算得分。

這種高度專注對我造成了什麼影響？事實上，記憶方法和數小時的訓練似乎幫我裝了一個開關，每當必須百分之百專注時，我只須按下開關就能立刻進入專注狀態，無論是畢業口試或一小時的講座。但在日常生活中，我很容易分心，也喜歡分心。當我疲倦或腦海裡想著其他事時，像是在黑暗中摸索著，但也找不到那個切換專注的按鈕。

何謂專注？

專注指將注意力有意識地集中在單一目標或任務上，且期間捨棄可能影響覺察的所有想法和外在刺激的能力。這種選擇性覺察的能力越強，就越能夠全神專注在單一任務上。這種能力的主要管轄區是大腦的前額葉皮質，當我們想將注意力集中在接收到的訊號時，進入該區域的訊號會被專業電路強化，如果我們想專心覺察重要資訊，那些訊號就會被抑制。因此，集中注意力與大腦在隱藏或忽略刺激和感受的能力有密切的關係。

但這並不容易，因為有兩種主要的分心型態會削弱我們的選擇性覺察，亦即感官分心和情感分心。突然感覺腳踝癢或者隔壁工地不斷傳來轟轟巨響時，會出現感官分心。閱讀

灰色
黑色
黑色
灰色
黑色

或許你會唸得比較慢，或者第三個字還是會唸「黑色」，第四個字念「灰色」，那是因為我們的大腦太熟悉「黑色」和「灰色」這些字彙，我們必須先抑制已知的模式，才能正確唸出那個字彙的顏色。

從這個實驗可以看出我們的「由下而上」系統和「由上而下」系統之間的矛盾。讀出字彙的自動化衝動與注意到顏色的有意識程序產生衝突，導致我們的遲疑。我們必須保持極高的專注力，才能避免犯錯。冷戰期間也會使用這種方法來識破間諜，例如：如果間諜堅稱自己不會俄語、無法破譯藏在西里爾字母中的詞彙，那他們在大聲唸出顏色時，勢必不會犯錯，也不會有所遲疑才對。同理可證，現在要大家大聲說出以下詞彙的顏色，應該沒問題了吧？

се́рый

чёрный

чёрный

се́рый

чёрный

進行此實驗時，以功能性磁振造影技術觀察受試者的大腦發現，當受試者試圖抑制自動化回應，專注在顏色本身時，緊鄰太陽穴後方的大腦區域腹外側前額葉皮質特別活躍，該區域似乎是我們抑制想法的主要負責區域。但這種抑制行為如何運作的呢？

推開令人分心的想法

當我們意識到分心，並能說出它們的名稱時，比較容易抵擋會導致注意力分散的想法。就像是找到一個有助於把問題看得更清楚的暫時性解決方案或頓悟了，所以我們可以重新關上腦海中那個被打開的抽屜一般。我們必須在衝動轉換為行動前，例如：我們不知何故我自己不僅在參加記憶世界大賽時有過這樣的經驗，寫這本書的時候也有。其實我在完成畢業論文後發誓，未來幾年不要再寫超過兩頁的文章了。開始寫這本書的頭幾個月，我必須強迫自己試著專注在寫作上數個小時，中間當然會有休息。我的大腦已經不習慣長時間專注閱讀或構思廣泛內容的文章。我的工作記憶當時也不在最佳狀態，因為很容易分心。但一點一點慢慢來，也逐漸找到屬於自己的工作節奏。我辦公室的網路有一天下午突然大故障，造就了我寫這本書以來最有效率的一天。

所以為了避免被分散注意力，最好關閉所有現代化的通訊方式。此外，還要做好萬全的工作準備，因為萬事具備，能夠馬上開始進行具體工作的狀態，是大腦最喜歡的工作條件。

當巨型水族箱觀賞窗上太過於熱鬧，同時上演各種戲碼時，我們很容易分心。或許可以設法增加觀賞窗的照明亮度，藉此提高我們的專注力呢？

冥想、注意力訓練或運動都是提升專注力的好方法。當然還有很多專注練習，找一個自己喜歡的方法。重要的是，定期練習，並持之以恆。記憶訓練也能強化專注力，但這也需要有點耐性才能看到成果。還有又快速又好玩的方法嗎？例如：電腦遊戲或 App？

訓練工作記憶

我在本書第一章就提到，工作記憶是可以訓練的。我們真的可以透過訓練來提升專注力，進而增加我們的知識嗎？該怎麼做，才能更有效地過濾資訊，更快速掌握模式和模型，輕鬆掌握大局呢？

我之前提過的蘇珊娜・賈吉和來自伯恩的華爾特・佩里格這兩位心理學家都認為，工作記憶事實上是可以訓練的。但先決條件是，訓練時必須達到大腦的負荷極限，每週數次、每次約二十分鐘。[122]在兩位心理學家的研究中，受試者進行所謂的 n-back 測試。該測試是一個九宮格的大正方形，受試者必須記住格子不斷改變的位置，同時還要記住格子裡的字母。當特定順序的格子和字母再度出現時，受試者就要按下相應的按鈕。這是一個非常具有挑戰性的練習，一天練習十分鐘就會有效果。此外，瑞典的大腦研究學者托克爾・克林貝里（Torkel Klingberg）建議玩象棋，因為玩象棋必須先預想好幾步，所以玩象棋是很耗費精神的認知任務。有些神經科學家則建議閱讀、聽音樂或冥想。[123]無論工作記憶是否真能透過系統化訓練提升專注力廣度和複雜的邏輯推理能力，[124]我都想試試，所以我預約了心理醫生的時間。心理醫生讓我進行智力測試，其中也包含工作記憶測試。我必須盡我所能以正確的順序記住越多的數字，然後再倒背出數字或在聽過一次後將數字和字母按大小或字母順序排列。這對我來說不簡單，因為我所學的記憶方法和圖像記憶數字法通通都不能用。

自我測試：我從網路下載了一個 n-back 測試程式，上述在伯恩所做的研究也使用這款免費的訓練程式。[125] 我必須記住在不同地方閃爍的方格子，同時記住字母順序。一開始很混亂，這項測試對工作記憶是巨大的挑戰，因此也是很棒的訓練，因為測試難度可根據自身能力調整。這項測試為我的大腦注入極大的刺激，我很快就發現我的工作記憶明顯進步了。

我更好奇了，為了讓訓練更多樣化，我開始尋找其他的工作記憶訓練平台，找到了 NeuroNation、Memorado 和 mybraintraining 等網站，它們都提供很多合適的相關練習。我選了我最先找到的網站，因為它們的練習我在路上也能使用手機進行。這些練習的過程很有趣，因為有不同的練習可以交替進行、可根據自身能力選擇，可以經常自我挑戰。

我真的辦到了，每天訓練工作記憶十至三十分鐘，維持了三星期。之後我又去心理醫生那裡側試了我的工作記憶，的確：我的數值明顯提升了。在記憶數字（包含倒著順序）

方面，我的錯誤變少了。在進行這個測試時，我一直無法使用之前所學的記憶法，但我的工作記憶提升了，證明我至少做對了。特別是在腦海中重新排列字母和數字的任務，我的分數從五進步到七。這個測試是先聽一次字母和數字，例如：3T2A8，受試者必須將字母按照字母順序，數字則由小到大，再重新排列後說出正確答案：238AT。第一次我可以做到五個字母加數字組合，第二次測試時，增加到七個。這對我來說是很大的進步，尤其是我從沒特別訓練過這種任務。這種訓練可以讓我們意識到更多資訊，我也發現我的專注力有些改善。經常要通勤的人，可以將這種小練習當作工作前的完美開場，工作無聊之際，偶爾也可以做做練習，也是很好的轉換。

心流中的全神專注

我們會在心流中體驗到全神專注的狀態，我們曾在壓力的那一章簡短提到心流。當我們達到心流狀態時，我們不只感到快樂，也能感受到滿滿的動力。因為我們正處於無聊和不適壓力之間的正中央，忘記了時間和周遭的一切。那是一種非常特殊的大腦狀態，充滿著和諧，因為參與該程序的大腦所有區域在時間上完美配合，讓我們可以呈現最佳的表現。

但該如何進入心流狀態，必須自己找出答案。當我們對某事物充滿熱情或當我們已經達到能力極限，但仍對眼前的事物樂此不疲時，就很有機會進入心流狀態。打桌球或玩電腦遊戲時可能出現心流，從事自己的職業時也可能出現。

但我只有在清醒以及身體狀態良好的情況下，才能專注。最好的方法是什麼呢？運動、充足睡眠或正確飲食嗎？讓我們在下一章說分明。

本章概要

- 我們很容易分心。
- 雖然我們很想專注在手上的工作，不過預設網絡會利用每個機會刷存在感，讓我們想到自己。
- 我們可以透過簡短的說明意識到分心因素的存在，進而輕易地抑制分心的因素。
- 集中注意力一段時間後，我們需要放鬆的休息時間。
- 工作記憶可以訓練。
- 心流可以體驗到全神專注的狀態。

如何變聰明？

- 當我們想要集中注意力時，將所有裝置切靜音，並關閉所有無須用到的程式或網站。
- 可使用一些程式隱藏廣告或封鎖特定網站，或也可以在特定時段設定爲封鎖。
- 找出自己喜歡的注意力練習，然後開始執行，並持之以恆！
- 冥想或訓練覺察、玩象棋或大量閱讀，例如：有關注意力的書籍。
- 注意一下自己最能專注的時間和環境。
- 盡可能多多接觸大自然。

我突然是怎麼了？

美麗又平靜的沙爾穆澤爾湖（Scharmutzelsee）在我眼前，我的浴袍在身後的床上。我的針灸師建議我去度假，消除過去這幾個月累積的壓力和忙碌節奏，最好能度假三個星期。我答道，我沒辦法一次放三週的假；但他回答，沒關係，反正最後還是會結束，我當然知道他指的是我的壓力，總歸不是什麼好事，但我現在哪有時間長期度假呢？於是我和朋友決定來趟小旅行。

我在湖邊預約到的短暫寧靜中放鬆自己，感覺內在的紛擾已稍稍平歇。我在湖邊的最後一晚正是奧斯卡頒獎典禮的電視轉播時間，從有記憶以來，這節目我從不錯過。但為了不影響那初來乍到的內在平靜，我決定早早上床睡覺，打算破例放棄半夜才開始轉播的頒獎典禮。但到了晚間十點時我發現，其實只需要再等兩小時，就至少能看到頒獎典禮的開頭，也就是明星們走紅地毯的那一段。我接受了這個論述，結果：清晨將近四點才入睡。九點鐘鬧鐘響起，但可惜我需要的不是五小時睡眠，而是八小時，於是開啟了一場在湖邊的小騷動。

我請櫃台幫忙預約計程車，原本應該預約十一點，卻不小心約成十二點，太晚了，因為下午一點在柏林還有約。但我一直到辦理退房時才發現這個錯誤，也因此搞得整個櫃台人仰馬翻。剛將我的信用卡插入讀卡機的那位櫃台人員說願意開車載我去火車站，大夥一陣手忙腳亂之際，沒有人注意到我的信用卡還插在讀卡機裡。我也是快到火車站前接到飯店人員的電話才發現這件事，她承諾會馬上將卡片寄給我。稍後在柏林赴約地點，我兩次把夾克掛在門把上忘了拿，這雖然不會給人留下極差的印象，但也有點可笑。

只睡五個小時又讓我變成了大笨蛋，為什麼？無法改變嗎？後來我在回家的火車上正巧又讀到一則新聞，凱瑟琳．鮑爾芬德（Katrin Bauerfeind）每年都會先預錄奧斯卡頒獎典禮的轉播，隔天有空時再看。鮑爾芬德女士剛寫了一本有趣的書，有關失敗的。失敗有比較級嗎？沒有，就算有也就是繼續失敗了，或許真的沒有。不僅睡眠會對我們的身心帶來巨大的影響，還有運動和飲食，我們接下來仔細談談這三種因素。

啊！早知道，應該多運動的！

如果小旅行的那三天我有運動，回柏林的那一天會不一樣嗎？運動有時雖然很累，但長遠來看，也會讓我們感到滿足和快樂，甚至還能提高我們的規劃能力。最後這一點應該可以讓我在倒楣的那一天不至於那麼疲憊又狼狽不堪。所以說，前一晚不早點睡的決定又是一次規劃和實踐的雙重錯誤。

還好我們的大腦有可塑性（還記得我在第一章提過這一點嗎？），所以我們可以不斷地根據新情況自我調整，建立新連結來創造新的表現重點。由於神經元的形成，源源不絕的幹細胞庫一直到我們老年還能形成新的大腦細胞。在正常情況下，這些新的大腦細胞有高達三十％會融合至既有的大腦網絡內。[126] 如果我告訴大家，有一種萬靈丹可以將這個比例提高到八十％，你會怎麼做？準備好投資這個可讓我們永保健康的萬靈丹了嗎？

首先是好消息，這顆萬靈丹是免費的！但壞消息是，它需要能量、時間和意志。但最終會有上述的八十％喔！正如最新研究結果所證明，這顆萬靈丹的背後是耐力運動習慣和顯性知識的結合。兩者結合後，才能引導大家走上真正的成功之路！耐力運動有助於大腦的血液循環，為大腦供應更多氧氣，也會對思考能力帶來正面效果。長期來看，規律的耐力運動除了能促進心血管系統能量、增生更多新的神經細胞之外，還能增加新生細胞的存活率。這點至少已在老鼠身上得到證實。

在進行相關實驗時，研究人員觀察被關在不同「世界」的老鼠。第一組的老鼠和其他老鼠一起生活在布置了很多有趣玩具以及很大空間的創新環境中，它們的活動量很大，因為到處充滿驚奇。第二組的老鼠則獨自生活在貧瘠的環境中，沒有任何刺激，也沒有發現之旅，也不能「運動」。實驗證明，相較於第二組，第一組的老鼠大腦形成更多新的神經細胞，這些新的神經細胞會和其他大腦細胞連結。在充滿刺激環境中生活的老鼠學習能力也更強。例如：它們可以記住有水池可以休息的平台位置。[127]第二組老鼠的記憶遠遠不如第一組，這些老鼠可真倒楣！

每週三次四十五分鐘的耐力訓練，例如：騎單車、游泳、跳舞、慢跑、健走、溜冰或網球，不僅能促進新的大腦細胞增生，還有助於提高新增神經細胞的存活率。長遠來看，規律的運動也能提升快樂的多巴胺分泌。耐力運動不僅適合訓練身體，也適合訓練大腦。特別是提升設定目標、規劃和專注等執行能力，對工作記憶也有好處。耐力運動是萬靈丹的第一種成分。

為了讓新生的神經細胞也能融入現有網絡中，我們必須有意識地要求大腦，勇於接觸新議題。精神上的努力是萬靈丹的第二種成分，這方面的訓練有很多選項，各位可自由選擇：我們可以振作精神，努力記起新同事、鄰居或老闆的名字，增加自己的英語字彙或開始研究自己一直很感興趣的科學議題。最好找出自己有興趣、能帶來樂趣和熱情的項目。

對了，新的大腦系統確實融入環境需要數星期之久，畢竟學習需要時間。

替代性訓練方法——生命動力

「生命動力」（Life Kinetik）這個概念是我在拍攝《我將如何……？》節目時無意間知道的，它的基礎結合了感知、運動和認知練習。生命動力的目的在於強化身心的能力，不在於獲得顯性知識。例如：第一個練習是：手裡拿兩顆球，同時將球垂直抛高，然後雙手在身體前方交叉，換手接住球。被右手抛高的球用左手接，反之亦然。乍聽和乍看之下似乎很簡單，實際上不然！

這個訓練方法的創新之處在於，這種結合認知任務的運動程序必須多試幾次才學得會。然後就必須立刻增加困難度，以避免運動動作變成自動化程序。藉此讓大腦不斷保持活躍狀態，以因應新任務。這種持續性的挑戰就是該訓練如此有效、同時還能很有趣的關鍵。

德國科隆大學的教授馬提雅斯．格倫克（Matthias Grunke）做了有關此訓練方法的研究，研究結果有驚人的發現。這次研究的受試者皆為有嚴重學習障礙的兒童，他們每週練習三次，每次做不同的練習二十五分鐘，練習五週時間。受試兒童在完成訓練後進行測試，結果發現受試兒童的智商平均從約七十八增加到八十七，約提升了十二．二%，代表流體智力的增加。這些兒童的注意力也提升了，更能專注。其他研究也顯示，透過這個訓練也能提升數學和語言能力。

自我測試：我對這個議題很感興趣，所以我自己也報名參加了師資培訓課程。經過五天的師資培訓課程後，我對於自己身心方面在這麼短時間內能有如此大的轉變，感到無比驚訝，雖然期間有兩天晚上受邀參加朋友生日派對，隔天一大早又必須趕到現場上課。我發現，我的注意力更集中。我也都記得我把鑰匙、手機或手錶放在哪裡，腦海中還對這些地方留有畫面記憶。但如果想長期持續這些成果，就必須持續以及定期練習。最好能在類似的訓練課堂上與其他學員一起練習。這類課程旨在透過不尋常肢體練習的實踐，帶來預期的成果。

很多競技運動員長期都在做這種練習，如德國滑雪名將費利克斯・紐伊瑟（Felix Neureuther）和德國足球甲級聯賽多特蒙德（Borussia Dortmund）的足球運動員。他們的培訓師約爾根・克洛普（Jurge Klopp）說，他開始做生命動力訓練時，彷彿看見新的一扇門開啟。運動員們專注練習連續不斷變化的運動動作，從中培養出能在各種不同的情境下快速、明確且有目標性的反應能力。

忘記和沒有忘記

多年來我一直擔任記憶培訓師的工作，年輕時曾獲得世界記憶大賽青少年組冠軍，但我有時會常懷疑這是怎麼發生的。大家可能會以為，我不會或至少很少忘記事情，但實際不然，因為記憶大賽選手也是健忘大師。[131]我也會忘東忘西，機票遺忘在飯店、手機放在銀行自動提款機上、錢包放家裡忘了帶出門等等。在外旅行時，健忘可真傷腦筋。

每當想不起某人的臉或名字時，我也常感到懊惱，因為身為世界記憶大賽冠軍，怎麼會發生這種事！但是，我恐怕讓大家失望了。我如果持續努力練習，情況一定會更好，但如我之前所說，我在某些方面其實有點懶。

記憶大賽的比賽項目幾乎只需要用到短時記憶，或許該競賽的名稱應該要改掉，否則有誤導之嫌。但世界短時記憶大賽好像也不完全正確，因為有些項目參賽者必須在一小時時間記住、兩小時答題，總共就三小時了，好像也不算短。此外，大賽項目的那些虛構數據、一整串無關連性的單詞或數字串，長期記住也沒意義。所以大腦選擇遺忘，絕對有其正當理由。

但有一些技巧和方法可以幫助我們輕鬆記住特定約會日期、簡報或考試等重要的相關資訊。如果想要記住重要的資訊，可以善用這些記憶方法。只要稍加練習，就能在短時間內記住文字內容，若再加上每隔一段時間重複練習幾次，經過數年還是不會忘記。但必須重複練習，記憶才可能延續數年之久。當我遇到重要事情時，就會運用這些值得信賴的方法，但前提是自己已經做好充分的準備。記憶和運動一樣，唯有經過努力練習，才有非凡的成果。

但正如我們永遠無法知道一切，所以，我們也永遠不可能記得一切。但在某種程度上，我們擁有想要記住哪些內容的主控權，因為我會為大家介紹幾個記憶方法，幫助大家記住想長期保留的資訊。

何謂學習？

小時候我不相信老師說，學習不是為了學校，而是為了自己的人生，我也不相信父母或任何人說的。起初我根本不甩學校，所以我一開始並不是個好學生。幸好後來知道了這些為我帶來樂趣的記憶方法。我在學校運用這些方法，順利克服困境。現在，我們能在很多地方體會到終身學習的重要性。隨著年歲增長，或許越能看透其背後的美意。在這個現成動機殺手，對兒童的動力、能力表現和自我認知產生負面影響。[133]在這項研究中，兒童一開始必須先解開相對簡單的試題，然後得到「很聰明」或「很努力」的稱讚。完成幾個困難的測試和試題後，被「你一定付出很大的努力」稱讚的小組受試學生，也確實非常認真且絞盡腦汁地在解題。這些學生在實驗最後再做一次測試，該測試的難度類似實驗一開始的入門測試。被「你真的好聰明喔！」稱讚的小組受試學生最後的測試結果平均比實驗一開始還差，而另一組學生的測試分數則平均提高了三十%，因為他們不害怕失敗，而是以熱情面對新挑戰。害怕無法達到期待的恐懼，可能會大幅削弱我們的動力和能力表現。

因此重要的是，找到正確的方法，喚醒自己對學習材料的熱情。我們可以透過各種動機策略和學習方法讓學習變成主動而且有趣，或者透過持續練習，找到喚醒熱情的方法。由此產生的成就感會再度變成動力，於是學習就會帶來樂趣。當我們熟悉某事物以後，就更容易記住相關內容，因為我們擁有了完善的網絡可使用，只須稍加用點力就能將新資訊儲存在該網絡中。這是德國空中交通控制的阿克塞爾．拉布告訴我的，我曾和他討論過一心多用的議題，他到現在還記得所有電話號碼和英文代碼，因為身為空中交通管制員，記住美國軍用飛機六到七位數的英文代碼是他日常工作的一部分。

除了正確的讚美，肢體活動也有助於記憶。很多演員習慣在肢體活動時背台詞，例如：

散步、健身或坐在搖椅上的時候。將台詞跟姿勢或手勢連結，比較能記住台詞；手部活動也有助於解開代數習題，原則上可幫助我們記住解題過程。這是羅徹斯特大學（University of Rochester）的心理學家蘇珊・庫克（Susan Cook）的實驗結果。[134]實驗中，大人向學生說明解開數學習題的方法後，他們可以在練習時大聲說明解題方式、雙手擺出特定的動作或只是執行相應的姿勢等。練習時藉由手部動作和大聲說明解題的學生，三星期後還能記住九十%的解題方式，比練習時僅用雙手的那一組學生還好。只用口語解題的那組學生幾乎全忘記了，只能記起約三三%。

所以說，學習時如果能輔以肢體動作，而不只是靜靜地坐著，一定能事半功倍。但為什麼這樣有助於記住資訊？尚無實際研究證明，可能是因為大腦透過肢體動作變得更活躍，會在學習時產生更多連結。

如何有效記憶？講故事的重要性

我們善於記住自己感興趣的資訊、情境和關連性。「當我們充滿熱情時，大腦就會任由我們為所欲為。」[135]德國神經生物學家葛拉德・休特（Gerald Hüther）說道。所以，如果

5. 以特殊方式觸動情感的資訊，也比較容易被保留在記憶之中。想想看，所學內容最符合自己的哪種情境，然後可將該內容與自己相應的情緒連結。

6. 想要長期記住資訊，我們必須使用以及重複使用它們，最好能現學現賣，例如：當天晚上、一週後或一個月後。研究結果證明，長達數週複習學習材料多達七次，就能確實將學習內容儲存在長時記憶中。直接運用所學內容的效果優於純粹複習。

當我們開始運用這些記憶方法，就會發現自己能記住的資訊或許比現在想像的還多。而且不僅如此：我們的大腦還會自動回贈給自己滿滿的幸福感。

自己產生的故事當然容易記得，各位或許還能想到其他有關這六點的獨創故事，透過自編的故事，可

圖像記憶記憶的六個層面：想像自己是巨型水族箱裡的小魚，想要記住有助於輕鬆儲存資訊的六個層面。身於一條魚，我們必須先想出一些東西，也就是生產。於是我們想出一個拼圖遊戲，每一片拼圖必須正確拼上，彼此正確連結。我們正在玩拼圖遊戲，拼圖上的圖像故事逐漸成形。圖像顯示出幾隻小綠海龜和紅蟹夾在鯊魚的屁股後面。我們小魚兒當然覺得畫面很好笑，或許也觸動了我們的情感，因爲我們可能會跟著小魚一起感到好笑，或是爲鯊魚感到抱歉。最後我們和小魚的熱情洋溢，大到能記住這六點，所以馬上又複習了一次。

以善加利用大腦在學習時為我們提供的所有優勢。如果想記住新資訊，例如：姓名、字彙或產品資訊等，可以自創一些小故事，透過這個方式就能輕鬆記住所有內容。說故事的方法歷史悠久，聖經、歷史史詩和童話故事都是透過這種方法流傳至今。

但即使運用記憶法，最重要的還是要重複練習，因為藉由反覆練習，大腦以後就能輕而易舉地重新調出學習過的資訊。這點不僅適用於學習材料，如果能在大腦中反覆運行正在學習的運動動作，也就能學得更精準。

二〇一四年贏得冬季奧運曲道項目冠軍的米凱拉・席弗琳（Mikaela Shiffrin）是美國奧運曲道項目最年輕的金牌得主，她在賽後說道，這一點也不難，因為她在練習時腦海中不斷預演任何可能的情況不下數百次：她已經在自己的腦海電影的每一次練習中看到自己獲勝、獲得季軍或跌倒的所有情景。「對別人來說，這場比賽或許是我第一次參加奧運，但對我來說，這已經是第一千次了。」[136]

超過某個資訊量時，說故事記憶法一定會到達極限，特別是當想精準或逐字記住資訊時。資訊量超過十個或十二個時，我們可能會混淆或遺漏某些內容，這時適用於記憶大量資訊的其他方法就派上用場了。

個人會使用的方法完成試題。研究結果證明，這一招非常有效：英國教授羅伯特・哈特利（Robert Hartley）請學生想像自己是自己認識且認為非常聰明的那個人，然後讓學生以他們扮演的那個聰明的人的角色進行測試，結果令人驚訝。即使是成績低於平均水準之下的學生透過這個方法，也能趕上優等生。[137]大家可以試試看。現在讓我們透過本章概要簡短複習一下這一章節所學到的以及如何變聰明的建議。

本章概要

- 最有效的學習是：
  - 當我們有熱情
  - 當我們用自己的方式重新表達資訊
  - 當我們將新資訊與自己連結時
  - 當我們將新資訊與既有資訊連結時
  - 當我們想像有趣且奇怪畫面時
  - 當我們的情感被觸動時
  - 學習時使用雙手時
- 若想將新資訊儲存在長時記憶之中，必須經常複習和運用這些新資訊。

如何變聰明？

- 將說故事記憶法運用在日常生活中。
- 試著利用說故事記憶法記住當日的新聞提要。
- 隔天改用身體路徑記住當日的新聞提要。
- 在家裡設定一條包含三十個路徑點的路徑，最好從大門開始，然後以符合邏輯的順序經

迎接新的自己

如我們所知，欲速則不達。本書一開始我就告訴大家，各位的大腦在閱讀本書後一定會脫胎換骨。對我來說，這本書不僅僅改變了我的大腦，也徹底改變了我的生活。我現在幾乎每天早上都會冥想，用一個小小的工作記憶練習開始我的一天。現在我知道如何達到目標以及自我激勵。我眼前是否真的有一本大腦使用說明書呢，姑且不論。但我已經發現，我們的大腦擁有多麼非凡的基本配備。事實上，當我們仔細傾聽自己的內在聲音，通常就明白自己該做什麼。我們的問題不在於獲取知識，而是實踐，但如何改變的前提是我們真的想要改變，現在我們已經知道了。

我們不可能一下子就變得更聰明，因為如我們所見，在我們的生活中，一次只能改變一件事。所以我建議，大家慢慢來，一步一步變聰明。找出一個自己特別重視的議題，試著一整個月只將心力專注在該議題的某一細節上，接下來的四星期只研究這個議題。如果想要改善自己的時間管理，先從選定的方法開始，如果想開始進行覺察訓練，請先報名上課。

或許我們很快又忘記注意自己的覺察力或時間管理方法，但沒關係。解決方法很簡單：

不厭其煩地重頭開始。希臘神話中的薛西弗斯（Sisyphos）被懲罰將一塊巨石推上山頂，而每次到達山頂後巨石又滾回山下，如此永無止境地重複下去。在法國哲學家阿爾貝・卡繆（Albert Camus）的眼裡，薛西弗斯是「幸福的人」以及日復一日地重新體現荒謬的「荒謬英雄」。所以我們也可以假設自己是薛西弗斯，每天決定要重新推哪一塊巨石上山頂。

我們有時也需要不大自律的階段，稍加休息後再進入一個更自律的新階段。當我們想養成新的好習慣，有時必須將笨重的石頭推到山頂上，但當任務完成，石頭又滾回山下時，下山時我們可以放鬆一下或對於我們曾經做過的這些所有事情，不須花費太多精力，因為它們現在已經變成了例行性程序。但當我們要重新將石頭推到山頂上，就又要開始艱辛的上坡路段了。

如果覺得堅持自律四星期太久了，可以先設定兩星期的目標，接下來再堅持下去就簡單多了。因為之後只要再從頭一次，四星期就過了。要確實改變一個行為模式，平均可能需要六十六天。所以我們可以先設定堅持兩星期的目標，然後再增加到六十六天。期間休息幾天無妨，但石頭不能完全靜止。我們都知道，要將大目標分成數個小目標，有時候堅持一天就能達成中途的小目標。

我們也可以將一個月延長到一年，啟動個人專屬的健腦年，例如：為這一年的每個月

感謝

首先誠摯感謝校園出版社（Campus Verlag）的吉安娜・斯洛姆卡（Gianna Slomka）為本書提供許多建議和想法，如果不是她，或許這本書不會像現在這樣，也或許根本不會存在。此外，我也要感謝我的編輯克爾絲滕・雷默斯（Kirsten Reimers）博士以及出版社參與本書工作的所有人員。

感謝米歇爾・馬德賈（Michael Madeja）提供神經科學方面的意見，以及馬克斯・巴赫邁爾（Max Bachmeier）的精彩插畫。另外也要感謝薩米菈・埃爾・瓦西爾（Samira El Ouassil）、薩賓・海伊曼（Sabine Heijman）、亨德里克・格拉威（Hendrik Grawe）、尼科・克萊哈默（Niko Kleinhammer）、約翰尼斯・洛夫勒（Johannes Loffler）、朵麗絲・慕勒（Doris Muller）、西蒙娜・C・尼可拉斯、阿克塞爾・拉布、朱麗葉・羅密斯、馬丁・施萊辛格、卡蒂雅・斯特岑巴赫和奧斯卡・蒂芬塔爾的寶貴時間和建議。

朱莉亞・格瑞克（Julia Gerecke）——謝謝妳在我們臨時的小旅行期間讀完了整份初稿，也非常非常感謝你給我很好的意見。另外，我也要感謝慕尼黑國家圖書館的員工，他們總是很友善地跟我打招呼。感謝我的麵包師和安佳（Antje）、丹妮拉（Daniela）、朱莉亞（Julia）、妮娜（Nina）、麗莎（Lisa）、雷娜（Lena）、松雅（Sonja），感謝她們讓我快樂地分心。另外還要感謝托尼（Toni）提供心理學專業知識、歐利（Olli）給我的心理支持，以及未在此一一列出的所有人。感謝卡特琳娜（Katharina）的耐心和我心愛弟弟的協助。我現在也不能再多寫了，否則又要請他來幫忙了。對於本書中可能存在的任何錯誤，當然由我負責，或我那脫韁的大腦。

各位如果想瞭解更多有關記憶和記憶法的資訊，歡迎參觀網站：www.christianestenger.de，並登入我的「keep in mind.」電子報。

May Assist the Learning Process«, 29. Juli 2009, http://www.annalsof-psychotherapy.com/articles/news/10/15/Hand-Movements-May-Assist-the-Learning-Process.

135 Klaft, Claudia, Böhme, Marco, »Das Gehirn ist kein Muskel«, *faktor-Magazin*, 17. März 2010, S. 66.

136 Steinle, Bernd, Poljana, Krasnaja, »Zu perfekt, um wahr zu sein«, *Faz.net*, 21. Februar 2014, http://www.faz.net/aktuell/sport/olympische-winterspiele/skisport/skirennfahrerin-mikaela-shiffrin-zu-perfekt-um-wahrzu-sein-12812586.html.

137 Ostrander, Sheila, Schroeder, Lynn, *SuperMemory. Der Weg zum optimalen Gedächtnis*, München 1996, S. 193.

Chapter 14 | 快速總結

138 De Bono 2002, S. 25.

Manager, Frankfurt am Main 2003, S. 99-109.

92 Streminger, Gerhard, »Die Vernunft ist die Sklavin der Leidenschaften und soll es sein«, in: *Aufklärung und Kritik*, 3/2011, S. 50-53, PDF unter: http://members.aon.at/gstremin/Streminger_Hume-Leidenschaft.pdf.

93 Siefer, Werner, Miltner, Frank, »Mal Intuition, mal Strategie«, *Focus* 30/2007, S. 67.

94 Damasio, Antonio, *Selbst ist der Mensch. Körper, Geist und die Entstehung des menschlichen Bewusstseins*, 2. Auflage München 2011, S. 122, 135.

95 Roth, Gerhard, »Verstand oder Gefühle – wie das Gehirn unser Verhalten steuert«, in: *Index* 4/2007, S. 46-55, http://www.persens.com/de/index/ hefte/?&magazine=10&mbaction=detail.

96 Pöppel 2008, S. 89.

97 Spitzer 2014, S. 176, 195.

98 Siefer/Miltner, *Focus* 30/2007, S. 67 f.

99 Siefer/Miltner, *Focus* 30/2007, S. 70.

100 Baumeister/Tierney 2012, S. 114.

101 Hartmann-Wolff, Elke, »Das Schwierigste fürs Gehirn: Gewohnheiten ablegen«, *Focus* 2/2013, S. 102 ff.

102 Kast, Bas, *Ich weiß nicht, was ich wollen soll. Warum wir uns so schwer entscheiden können und wo das Glück zu finden ist*, Frankfurt/Main 2012, S. 73.

Chapter 10 ｜我有一間房、一隻猴子和一匹馬，唯獨沒有……

103 Pöppel, Ernst. *Von Natur aus kreativ. Die Potenziale des Gehirns nutzen*, München 2012.

104 Kelley, David, Kelley, Tom. *Kreativität und Selbstvertrauen. Der Schlüs-*

76 Tough, Paul, *Die Chancen unserer Kinder. Warum Charakter wichtiger ist als Intelligenz*, Stuttgart 2013, S. 118 f und Baumeister/Tierney 2012, S. 17.

77 Schäfer, Jürgen, »Stark sein«, *Geo* 09/ 2013, S. 98.

78 Baumeister/Tierney 2012, S. 31 ff.

79 Baumeister/Tierney 2012, S. 36 f.

80 Possemeyer, Ines, »Nein, kein Wunderkind«, *Geo* 03/ 2014, S. 117.

81 Oaten, Megan, Cheng, Ken, »Improved Self-Control: The Benefits of a Regular Program of Academic Study«, in: *Basic and Applied Social Psychology* 28, 2006, S. 1-6, zitiert nach Baumeister/Tierney 2012, S. 156.

82 Baumeister/Tierney 2012, S. 158 f.

Chapter 9 | 到底要還是不要？

83 Kurscheid, Thomas, *Dein Körper belügt Dich! Wie Du seine Tricks durchschaust und länger lebst*, München 2013, S. 38.

84 Pöppel, Ernst, *Zum Entscheiden geboren*. Hirnforschung für Manager, München 2008, S. 19.

85 Pöppel 2008, S. 56, 187 ff.

86 Pöppel 2008, S. 182.

87 Kast, Bas, *Revolution im Kopf. Die Zukunft des Gehirns. Gebrauchsanweisung für das 21. Jahrhundert*, Berlin 2003, S. 127.

88 Pöppel 2008, S. 138 ff.

89 Berndt, Christina, »Das innere Auge«, *Süddeutsche.de*, 19. Mai 2010, http://www.sueddeutsche.de/panorama/intuition-das-innere-auge-1.923320.

90 Pöppel 2008, 90 ff.

91 Drosdek, Andreas, *Die Liebe zur Weisheit. Kleine Philosophenschule für*

38 Bundesanstalt für Arbeitsschutz und Arbeitsmedizin (Hrsg.), *Bitte nicht stören! Tipps zum Umgang mit Arbeitsunterbrechungen und Multitasking*, Dortmund 2012, S. 14, PDF unter http://www.baua.de/de/Publikationen/Broschueren/A78.html?nn=667384.

39 Elger, Christian E., *Neuroleadership. Erkenntnisse der Hirnforschung für die Führung von Mitarbeiten*, 2. Auflage Freiburg 2013, S. 58.

Chapter 5 ｜學一下潛水吧！

40 *rbb Online*, »Mensch Einstein – Der zerstreute Professor im Alltag«, 17. Februar 2005, http://www.menscheinstein.de/biografie/biografie_jsp/key=1557.html.

41 Goleman 2014, S. 87.

42 Hubert, Martin, »Schwerpunktthema: In der Ruhe liegt die Kraft«, *Deutschlandfunk*, 31. Oktober 2013, http://www.deutschlandfunk.de/schwerpunktthema-in-der-ruhe-liegt-die-kraft.1148.de.html?dram:article_id=267335.

43 Rock 2011, S. 129.

44 Rock 2011, S. 130.

45 Siegel, Daniel J., *Das achtsame Gehirn*, 3. Auflage, Freiburg 2010, S. 314 f.

46 Ricard, Matthieu, *Glück*, München 2007, S. 272-82.

47 Weitere Tipps finden Sie hier: Sterzenbach, Katja, 30 Minuten Business Yoga. In 30 Minuten wissen Sie mehr!, Offenbach am Main, 2012.

48 Abedi, Karim, »Meditation ohne Ziel, Oder: Warum meditieren, wenn's nichts bringt?«, *Sein*, Juli 2013, http://www.sein.de/archiv/2013/ juli-2013/meditation-ohne-ziel-oder-warum-meditieren-wenns-nichts-bringt.html.

29 Zitat aus dem Film »Es werde Stadt« von Dominik Graf, 2014; Gertz, Holger, »Eine Erschütterung, die bis heute nachzuwirken scheint«, *Süddeutsche.de*, 4. April 2014, http://www.sueddeutsche.de/medien/doku-zum-zustand-des-deutschen-fernsehens-wir-waren-schon-mal-weiter-1.1928959-2.
30 Rauner, Max, »Abstieg in die Dummheit«, *Zeit online*, 27. Februar 2008, http://www.zeit.de/zeit-wissen/2008/02/Flynn-Interview/komplet-tansicht.
31 Schirrmacher, Frank, *Payback, Warum wir im Informationszeitalter gezwungen sind zu tun, was wir nicht tun wollen, und wie wir die Kontrolle über unser Denken zurückgewinnen*, München 2011, S. 17.
32 Carr 2010, S. 23.
33 Dobelli, Rolf, »Vergessen Sie die News«, in: *Schweizer Monat*, 984, März 2011, S. 14-23, PDF unter: http://www.dobelli.com/wp-content/uploads/2011/06/Dobelli_Vergessen_Sie_die_News.pdf.
34 Zeug, Katrin, »Süchtig nach Anerkennung«, *Zeit online*, 9. Juli 2013, http://www.zeit.de/zeit-wissen/2013/04/psychologie-soziale-anerkennung.
35 Davis, Phil, »Is Google making us stupid? Nope!«, *The Scholary Kitchen Blog*, 16. Juni 2008, http://scholarlykitchen.sspnet.org/2008/06/16/is-google-making-us-stupid-nope/, zitiert nach Carr 2010, S. 25 f.

Chapter 4 ｜提升效率？

36 Blawat, Katrin, »Arbeitspsychologie: Schön der Reihe nach statt Multitasking«, *Spiegel online*, 01. Juli 2007, http://www.spiegel.de/wissenschaft/mensch/arbeitspsychologie-schoen-der-reihe-nach-statt-multitasking-a-491334.html.
37 *BBC News*, »›Infomania‹ worse than marijuana«, 22. April 2005, http://news.bbc.co.uk/2/hi/uk/4471607.stm.

註解

Chapter 1 ｜我的大腦就像雲霄飛車

1 *Gehirn und Geist*, Dossier 1/2013, »Die 7 größten Neuromythen«, S. 8.

2 Madeja, Michael, *Das kleine Buch vom Gehirn. Reiseführer in ein unbekanntes Land*, 2. Auflage München 2012, S. 203.

3 März, Ursula, »Bündnis der Blondinen«, *Zeit online*, 06. Februar 2014, http://www.zeit.de/2014/07/dschungelcamp.

4 Siefer, Werner, *Das Genie in mir. Warum Talent erlernbar ist*, Frankfurt am Main 2009, S. 71–75.

5 Ebd.

6 Jaeggi, Susanne M., Buschkuehl, Martin, Jonides, John, Perrig, Walter J., »Improving fluid intelligence with training on working memory«, Proceedings of the National Academy of Sciences (PNAS), 28. April 2008, http://www.pnas.org/content/early/2008/04/25/0801268105.abstract.

7 Terman, Lewis M. (Hrsg.), *Genetic Studies of Genius*, 2. Auflage Stanford 1926, PDF unter: https://archive.org/stream/geneticstudiesof009044mbp#page/n7/mode/2up und Bodderas, Elke, »Das Geheimnis der Genies«, *Die Welt*, 10. Oktober 2008, http://www.welt.de/wissenschaft/article2556630/Das-Geheimnis-der-Genies.html.

8 Rock, David, *Brain at Work. Intelligenter arbeiten, mehr erreichen*, Frankfurt am Main 2011, S. 23.

國家圖書館出版品預行編目 (CIP) 資料

大腦就是你的超能力：輕鬆理解大腦真相、讓大腦脫胎換骨的十四堂課，意志力＋思考力＋記憶力全面提升！ / 克莉思汀安娜・史妲格（Christiane Stenger）著；張淑惠譯 . -- 初版 . -- 臺北市：商周出版：英屬蓋曼群島商家庭傳媒股份有限公司城邦分公司發行，民 111.06

面； 公分 --（BO0339）

譯自：Lassen Sie Ihr Hirn nicht unbeaufsichtigt!

ISBN 978-626-318-293-6（平裝）

1. CST：健腦法 2.CST：思考

411.19 111006489

BO0339

大腦就是你的超能力

輕鬆理解大腦真相、讓大腦脫胎換骨的十四堂課，意志力＋思考力＋記憶力全面提升！

原文書名／Lassen Sie Ihr Hirn nicht unbeaufsichtigt!
作　　者／克莉思汀安娜・史妲格（Christiane Stenger）
譯　　者／張淑惠
企劃選書／鄭凱達
責任編輯／陳冠豪
版　　權／吳亭儀、林易萱、江欣瑜、顏慧儀
行銷業務／周佑潔、林秀津、黃崇華、賴正祐、郭盈君

總 編 輯／陳美靜
總 經 理／彭之琬
事業群總經理／黃淑貞
發 行 人／何飛鵬
法律顧問／台英國際商務法律事務所
出　　版／商周出版
台北市中山區民生東路二段 141 號 9 樓
電話：(02)2500-7008　傳真：(02)2500-7759
E-mail：bwp.service@cite.com.tw
Blog：http://bwp25007008.pixnet.net/blog
發　　行／英屬蓋曼群島商家庭傳媒股份有限公司城邦分公司
台北市中山區民生東路二段 141 號 2 樓
書虫客服服務專線：(02)2500-7718・(02)2500-7719
24 小時傳真服務：(02)2500-1990・(02)2500-1991
服務時間：週一至週五 09:30-12:00・13:30-17L00
郵撥帳號：19863813　戶名：書虫股份有限公司
讀者服務信箱：service@readingclub.com.tw
歡迎光臨城邦讀書花園　網址：www.cite.com.tw
香港發行所／城邦（香港）出版集團有限公司
香港灣仔駱克道 193 號東超商業中心 1 樓
電話：(825)2508-6231　傳真：(852)2578-9337
E-mail：hkcite@biznetvigator.com
馬新發行所／城邦（馬新）出版集團【Cite (M) Sdn. Bhd.】
41, Jalan Radin Anum, Bandar Baru Sri Petaling,
57000 Kuala Lumpur, Malaysia.
電話：(603)9057-8822　傳真：(603)9057-6622
E-mail: cite@cite.com.my

封面設計／兒日設計　　內文排版／李偉涵
印　　刷／韋懋實業有限公司
經 銷 商／聯合發行股份有限公司　電話：(02)2917-8022　傳真：(02) 2911-0053
地址：新北市新店區寶橋路 235 巷 6 弄 6 號 2 樓

■ 2022 年（民 111 年）6 月初版

Printed in Taiwan
城邦讀書花園
www.cite.com.tw

定價／420 元（紙本）　300 元（EPUB）
ISBN：978-626-318-293-6（紙本）
ISBN：978-626-318-297-4（EPUB）